Lieb/von Pein
Der kranke Gesunde

## Die Autoren

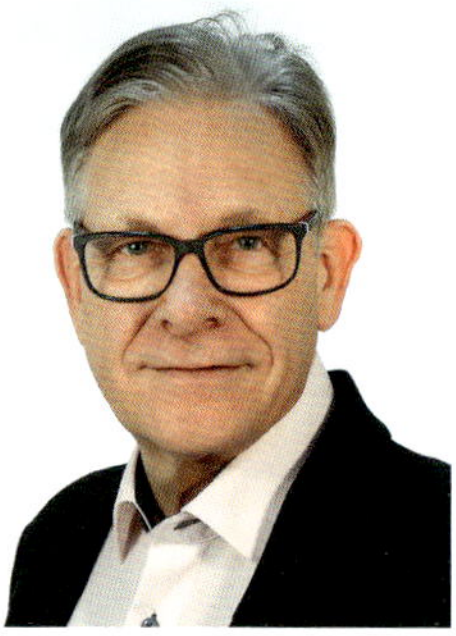

**Dipl.-Psych. Dr. phil. Hans Lieb** (geboren 1953) ist Psychotherapeut mit eigener Praxis. Außerdem ist er Ausbilder in Psychotherapie.

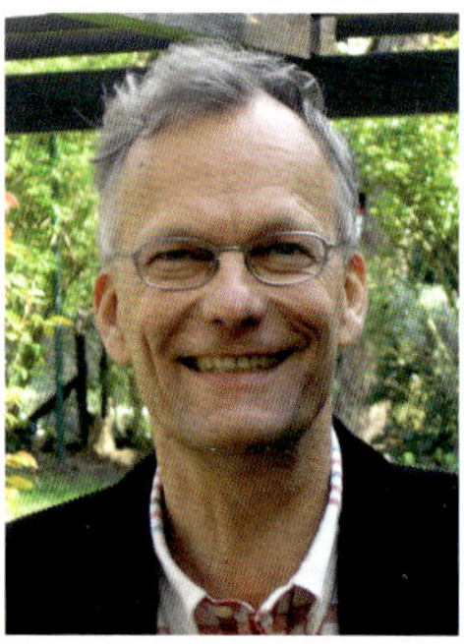

**Dr. med. Andreas von Pein** (1949–2018) war Arzt für innere Medizin, Psychotherapeut, Chefarzt einer akutpsychosomatischen Station im Evangelischen Krankenhaus sowie leitender Internist an der Psychosomatischen Fachklinik in Bad Dürkheim.

## Widmung

Psychosomatische Heilung bedeutet aus unserer Sicht, an die Stelle eines Kampfes zwischen körperlichen und geistig-seelischen Vorgängen eine heilsame Begegnung dieser Bereiche zu setzen. Das gelingt aber nur, wenn sich auch aufseiten der Behandlung Medizin und Psychologie gleichwertig begegnen. Jochen Sturm hat diesen wechselseitigen Respekt vielfach gefördert: in seiner Betreuung von Betroffenen, in seinen Veröffentlichungen und schließlich in seiner Gestaltung von psychosomatischen Einrichtungen. Um das, was wir dabei von ihm gelernt oder übernommen haben, zu würdigen, widmen wir ihm dieses Buch:

Für Jochen Sturm

Dipl.-Psych. Dr. phil. Hans Lieb
Dr. med. Andreas von Pein

# Der kranke Gesunde

Psychosomatische Beschwerden:
Was mir die Signale meines Körpers sagen

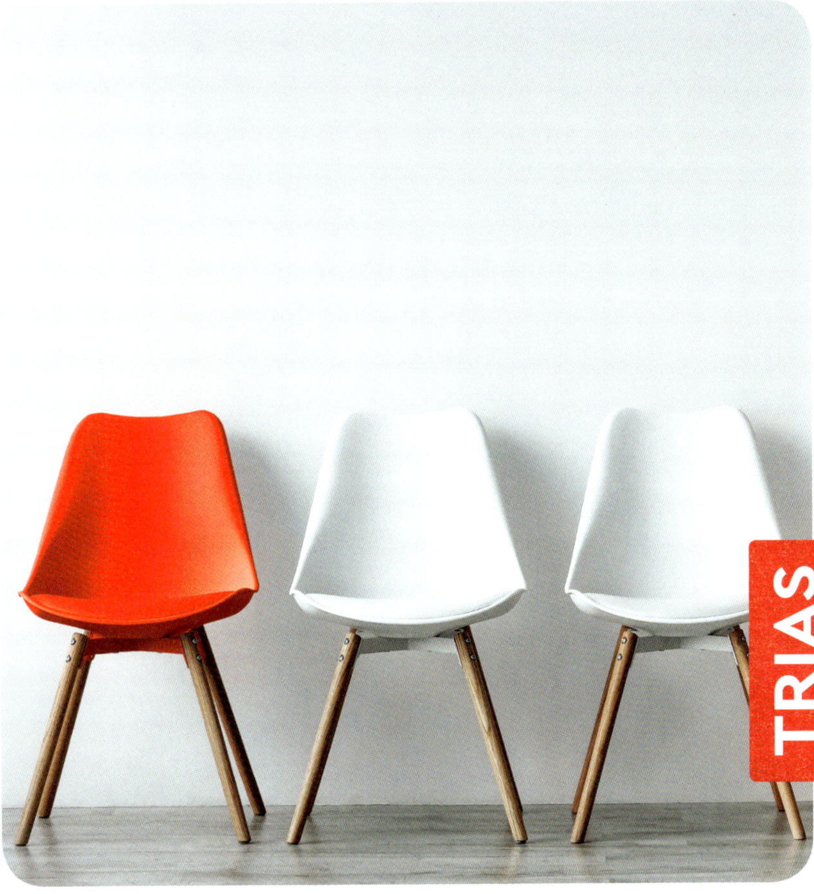

TRIAS

# Inhalt

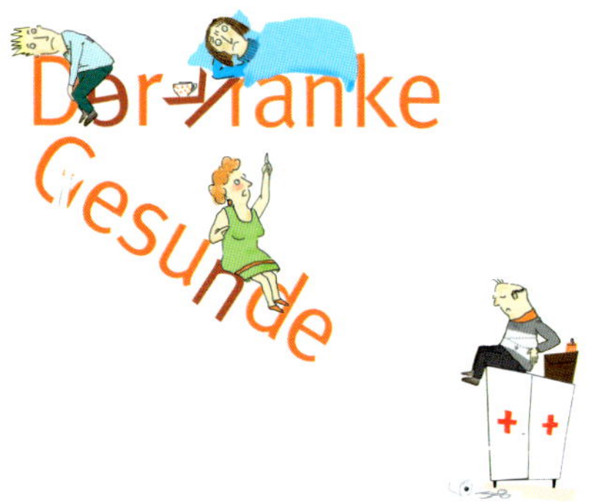

## 1 Grundlagen

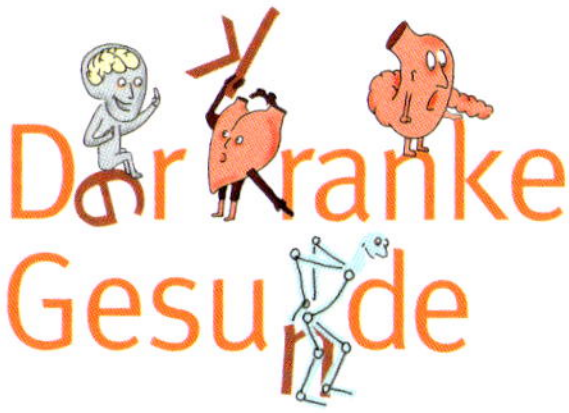


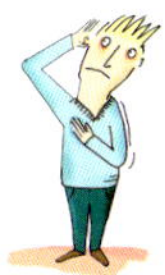

# 2 Beschwerden

# Inhalt

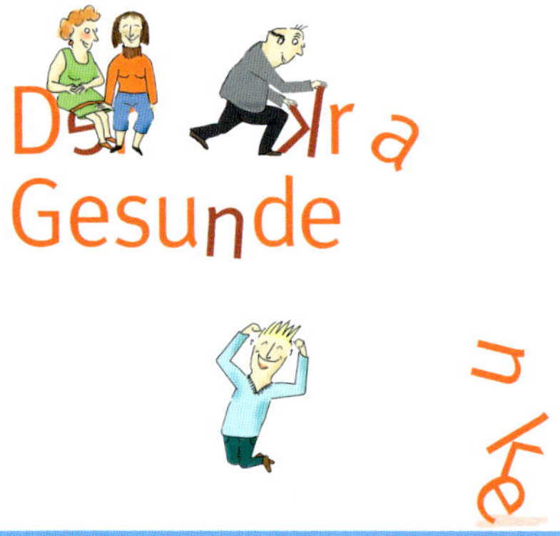


## 3 Heilung

# Liebe Leserin, lieber Leser

Sie haben körperliche Beschwerden und sind deshalb schon öfter zum Arzt gegangen, ohne dass dieser etwas Organisches feststellen konnte? Möglicherweise hat er Sie zu einem Facharzt überwiesen, der aber auch keine körperliche Krankheit diagnostizierte? Es könnte sein, dass Sie auf diese Weise schon von Arzt zu Arzt gegangen sind – Ihre Beschwerden sind immer noch da, Ihre Sorgen und Fragen ebenfalls; und irgendwann vermutet ein Arzt oder auch Sie selbst, dass die Symptome – da sich nichts Körperliches finden lässt – psychisch bedingt oder »psychosomatisch« seien.

Was aber sind »psychische Ursachen körperlicher Symptome«? Was ist Psychosomatik? Und wie kann man psychosomatische Krankheiten heilen? Auf diese Fragen werden viele Antworten gegeben. Manche sind falsch, oberflächlich oder sie erzeugen nur neue Probleme. In diesem Buch erhalten Sie Antworten, die einerseits wissenschaftlich fundiert sind und andererseits praktische Hilfen zur Lösung anbieten.

Damit Sie nicht »die Katze im Sack kaufen müssen«, wollen wir Ihnen das Buchkonzept und unsere therapeutische Denk- und Arbeitsweise ein wenig vorstellen. Wir beschreiben sowohl die körperliche als auch die psychische Seite psychosomatischer Beschwerden sowie – für uns ganz wichtig – das Zusammenspiel von Seele, Körper und sozialer Welt. Wir vereinen dabei das Wissen und die Erfahrungen von zwei Psychotherapierichtungen: die eine ist die Verhaltenstherapie, die andere die Systemtherapie.

Unser Buch geht von folgenden Grundannahmen aus:

- Wir meinen, dass medizinisches Wissen einen wichtigen Stellenwert in der Psychotherapie haben kann und muss und dass Medizin und Psychotherapie Ergänzungen und keine sich ausschließenden Alternativen sind.
- Wir interessieren uns mehr für die Frage, wie Probleme zu lösen sind als dafür, wie man sie erklären kann.
- Probleme können nur in der Gegenwart und bei Erwachsenen am besten durch die Betroffenen selbst gelöst werden. Dadurch erhöht sich die Eigen-

verantwortung jedes Menschen für die Linderung oder Beseitigung seiner Beschwerden.
- Psyche und Körper sind ein Paar, das selbst Mitglied sozialer Gemeinschaften ist.

Um diese Gesichtspunkte zu verwirklichen, haben wir uns für eine etwas ungewöhnliche Form entschieden: Sämtliche Beteiligten am Gesamtkomplex psychosomatischer Erkrankungen kommen nicht nur selbst zu Wort, sondern sprechen auf der Bühne des Buches auch zueinander. Manche Kapitel widmen sich einzelnen dieser Beteiligten, andere deren Zusammenspiel.

Sie können das Buch von vorn bis hinten durchlesen oder, was die Abschnitte über einzelne Körperbereiche betrifft, auch in dem Kapitel »einsteigen«, das Sie am meisten interessiert und von dort Zugang zu anderen finden.
- Wir stellen zunächst alle Beteiligten vor: das sind vier verschiedene Betroffene, die typische psychosomatische Symptome haben, deren Körper und dessen Organe, die Angehörigen, die Experten.
- Danach erläutern wir, was unter »Psychosomatik« verstanden wird.
- Weiter geht es mit dem Zusammenspiel der Organe und ihrer Steuerung durch das Nervensystem.
- Dann stellen sich Kapitel für Kapitel jene Organe vor, über die die meisten Beschwerden berichtet werden.
- Im letzten Teil geht es um den Zusammenhang gestörter – man könnte auch sagen »störender« – Organe mit der Seele, dem Lebensstil der Betroffenen und deren Platz in der sozialen Welt. Bei der Darstellung dieser verschiedenen Ebenen richten wir den Blick manchmal in einer Art »Nahaufnahme« direkt auf das Organ oder die Psyche des Einzelnen, manchmal betrachten wir eher übergeordnete Zusammenhänge zwischen Seele, Körper und der sozialen Welt. In diesem dritten Teil stellen wir dar, wie man seine psychosomatische Krankheit überwinden kann. Zum Heilungsprozess gehören fünf Phasen, die wir Ihnen Schritt für Schritt vorstellen, dabei kommen auch immer wieder die vier Betroffenen zu Wort, die schildern, wie das bei ihnen war.

Indem wir über Psychosomatik und Psychotherapie schreiben, kann das Geschriebene beim Leser sogar selbst zur Therapie werden – zur Bibliotherapie, d. h. Selbstbehandlung durch Lesen. Der entscheidende Unterschied zwischen direkter Psychotherapie und Bibliotherapie ist der: Wir (die Autoren) lernen Sie (den Leser) nicht persönlich kennen und umgekehrt Sie uns nicht. Wird in der Psychotherapie die persönliche Begegnung oft zu einem tragenden Element der Behandlung, ist das beim Lesen allein der Inhalt des Buches. Ersteres hat den Vorteil, dass wichtige Themen persönlich vertieft und Missverständnisse im Gespräch korrigiert werden können. Lesen ohne persönliche Begegnung hat aber auch Vorteile: Sie haben mehr Freiräume in der Art, wie Sie die Inhalte verwenden. Sie können sich Zeit nehmen, eine Seite noch mal zu lesen und Sie können lesen, wann und wo es Ihnen passt. Sie können das Buch selbstverständlich auch »einfach so« lesen, ohne das gleich auf sich oder andere anzuwenden, das liegt ja ganz in Ihrer Hand. Wir hoffen natürlich, dass die Lektüre für Sie hilfreich sein möge und wünschen Ihnen nun viel Freude beim Lesen.

Hans Lieb, Edenkoben
Andreas von Pein, Bad Dürkheim
Januar 2009

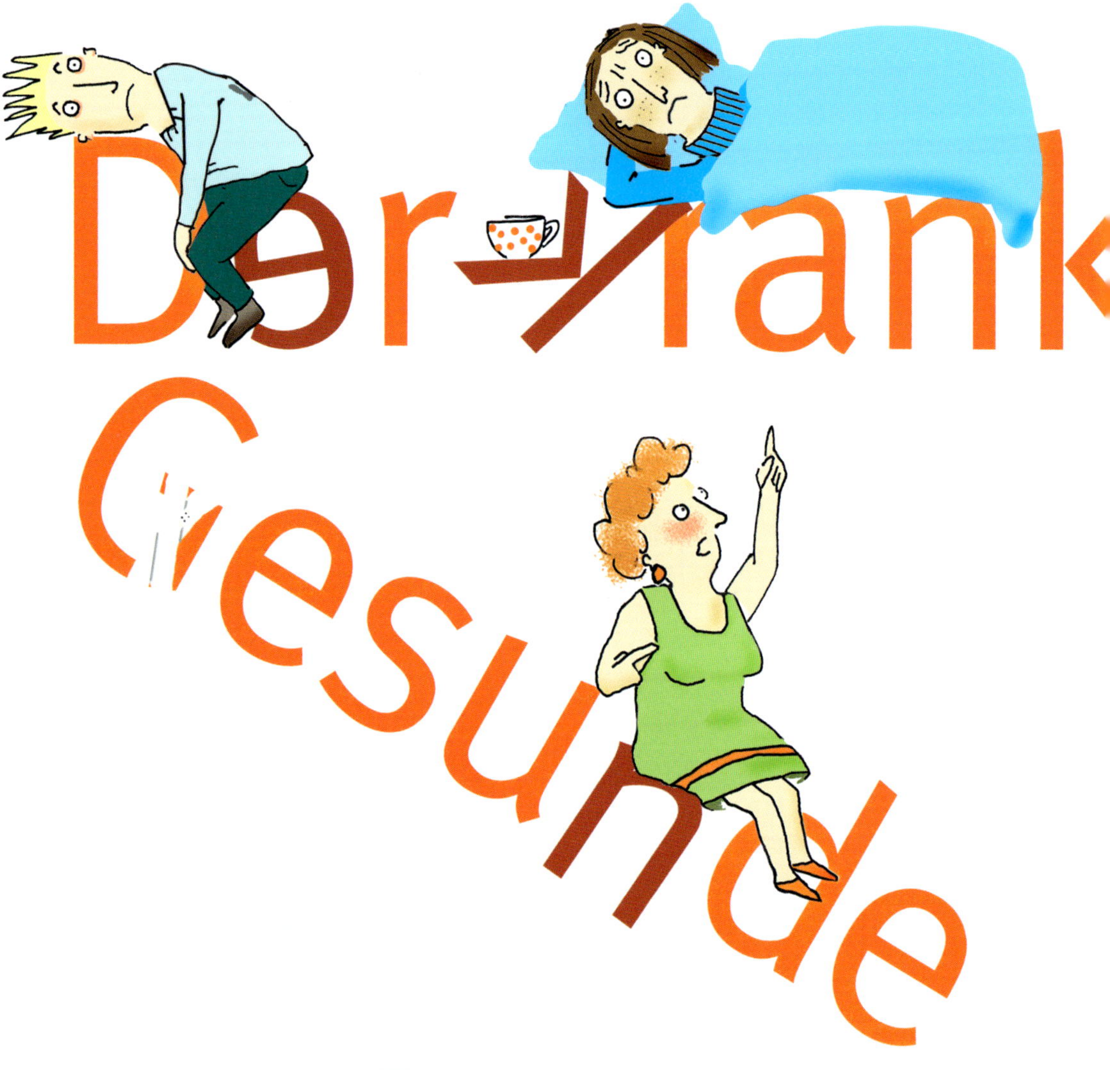
Der Krank
Gesunde

1 Grundlagen

# Wie sich Körper und Seele beeinflussen

Die Ärzte finden nichts und sagen: »Sie sind gesund!«, aber Ihr Körper schlägt beständig Alarm und zeigt beunruhigende Krankheitssymptome. Wie kann das sein? Was ist da los? Um diese Zusammenhänge geht es im ersten Buchteil.

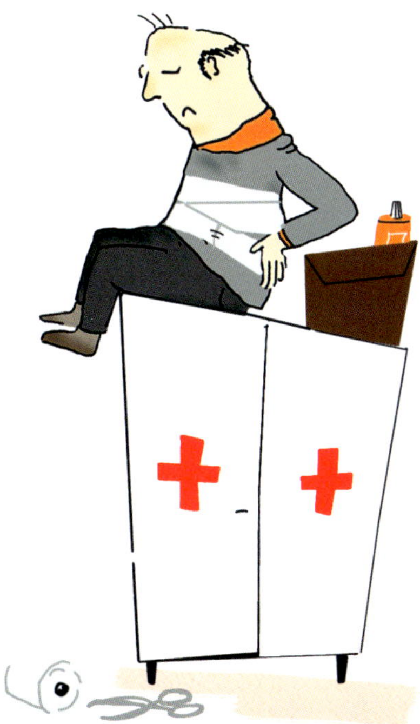

# Körperliches Leiden ohne organische Ursache

Dieses Buch handelt von körperlichen Beschwerden, von denen angenommen wird, die Ursache liege »im Psychischen«. Zu den Beteiligten um diese Beschwerden herum gehören zuerst die Menschen, die sie in ihrem Körper haben. Oft können sie – auch nach etlichen Untersuchungen – kaum glauben, dass ihrem Leid keine organische Krankheit zugrunde liegen soll. Sie sehen sich aber gezwungen (wenn auch widerwillig), das zu akzeptieren. Es gibt heute auch eine kleinere Gruppe von Patienten, die gleich von sich aus an eine »seelische Verursachung« denkt.

Körperliche Beschwerden ohne organische Krankheiten sind an sich kein Problem. Jeder kennt sie – sie kommen und gehen. Kommen sie immer wieder oder gehen gar nicht mehr, machen sich manche »Hartgesottene« einfach nichts daraus. Manche haben gelernt, ganz gut damit zu leben. Manche benutzen sie sogar als körperliche Signale – z.B. zur Beseitigung ungesunder Lebensumstände. Den anschwellenden Kopfschmerz sehen sie z.B. als Zeichen einer Überforderung und ergreifen Gegenmaßnahmen. Aus der Begegnung mit körperlichen Beschwerden ziehen sie hilfreiche Erkenntnisse und leiten heilsame Veränderungen in die Wege.

## Die Akteure

Die Reaktion auf immer wiederkehrende körperliche Beschwerden ohne erkennbare organische Ursache kann aber auch ganz anders aussehen: Man leidet, fühlt sich krank und hilflos – und das am Ende andauernd. Obwohl die einen trotzdem selten oder nie einen Arzt aufsuchen, wird es bei anderen zur Regel: Ein erfolgloses Wandern von Arzt zu Arzt auf der Suche nach einer medizinischen Erklärung und Behandlung. Manche werden irgendwann auf dieser Wanderung auf einen Psychotherapeuten verwiesen. Mit dem Gegenstand unseres Buches – körperliches Leid ohne organische Erkrankung – beschäftigen sich also in der Regel eine ganze Reihe von Beteiligten – und jeder auf seine Weise. Diese Akteure stellen wir Ihnen nun nacheinander vor, zunächst die Betroffenen selbst.

## Worunter leiden die vier Betroffenen?

- **Martin:** Er leidet unter Herzrasen, Schwindel und Schmerzen in der Brust, vor allem in der Herzgegend. Seine ihm unerklärlichen »Attacken« machen ihm Angst, oft Todesangst.
- **Doris:** Sie hat Kopfschmerzen. Früher waren es gelegentliche Migräneanfälle, die wieder vergingen. Jetzt hat sie die Schmerzen sehr häufig – ein Stechen und Pochen, das ihr manchmal das Leben verleidet.
- **Oliver:** Er hat es im Kreuz. Manchmal sind die Schmerzen so heftig, dass er nicht mehr weiß wie er sitzen oder gehen soll. Er hat sich von vielem zurückgezogen – sein Gesicht spiegelt seine Verfassung wider.
- **Nora:** Sie leidet unter Übelkeit, gelegentlich verbunden mit Magendruck und Durchfall. Diese Beschwerden treten vor allem auf, wenn Reisen oder Auswärtsübernachtungen anstehen.

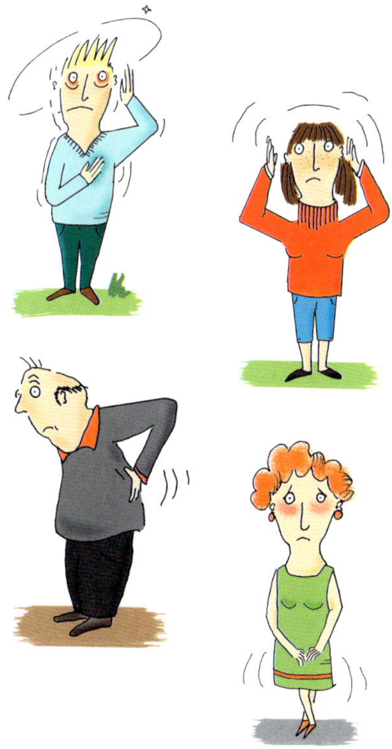

## Welche Organe sind beteiligt?

**Martin** und seine Leidensgenossen machen sich viele Sorgen um ihren Körper. Sie erleben ihn als gestört oder krank. Manchmal möchten sie ihre betroffenen Körperorgane am liebsten austauschen wie einen defekten Motor. Sie haben deshalb zu diesen Körperteilen eine ganz besondere Beziehung: Ihnen gilt ein Großteil ihrer Aufmerksamkeit, meist mit Ärger, Unmut oder Angst verbunden. Sie empfinden sie als »Störer« in einem sonst gut funktionierenden Organismus. Nun sind diese aber da und können nicht ausgetauscht werden – deshalb treten die Körperorgane in unserem Buch selbst als Beteiligte gesondert auf:

- das Herz und sein Kreislauf,
- der Kopf, seine Muskeln und seine Gefäße,
- der Bewegungsapparat (insbesondere der Rücken),
- Magen und Darm.

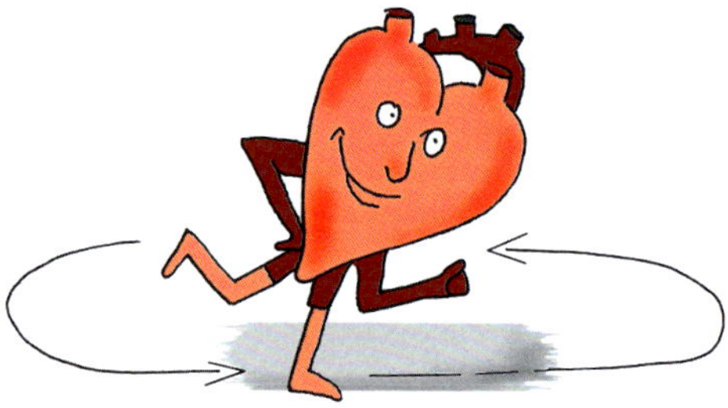

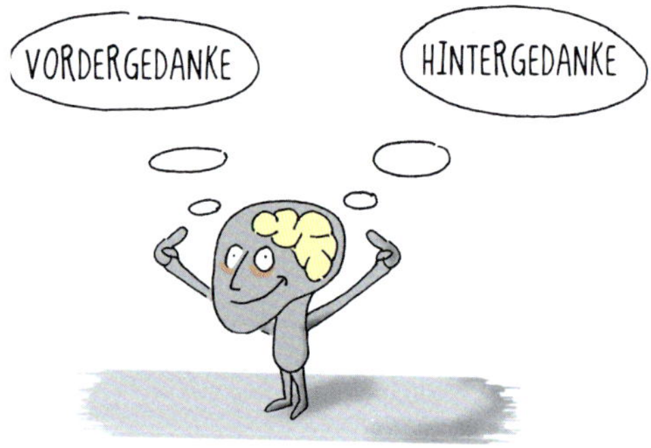


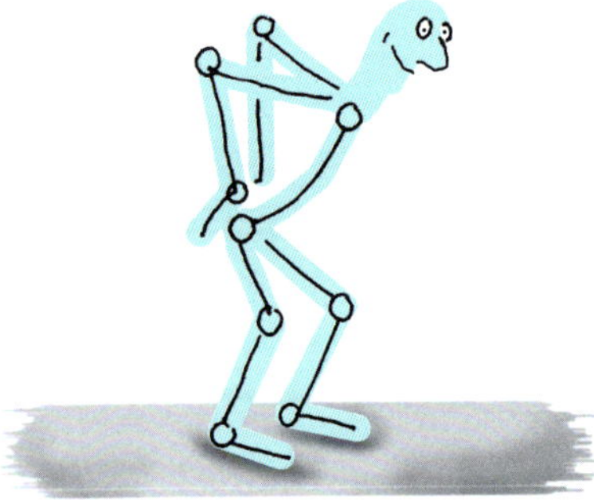

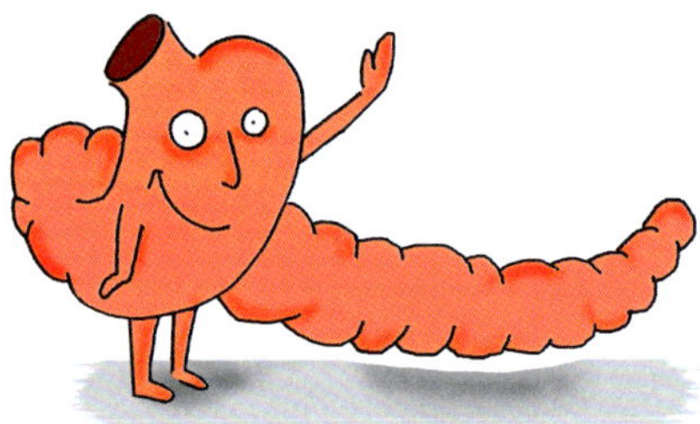

## Die Angehörigen sind ebenfalls mit-betroffen

Manche Patienten leiden still und sprechen nicht viel über ihre Beschwerden, andere lassen ihre Umgebung wissen, was mit ihnen los ist. Den einen sieht man ihren Zustand auch ohne Worte an, die anderen können das gut verbergen. Auf die Dauer bekommt die Umwelt beider Gruppen etwas von diesen Leidenszuständen mit und wird dann auch selbst davon berührt: Wenn Unternehmungslust, Lebensfreude, Zuwendung oder Leistungsfähigkeit eines Betroffenen abnehmen, gehen auch den Angehörigen wichtige Bereiche oder Stützen verloren. Arbeitskollegen müssen geringere Leistungen oder Fehlzeiten ausgleichen. Je enger der Kontakt zum Betroffenen ist, umso stärker ist das Mit-Leiden oder manchmal auch die unterschwellig verärgerte oder frustrierte Reaktion darauf – unabhängig davon, ob der Kranke darüber spricht oder nicht. Psychologen sagen: »Man kann nicht nicht reagieren.« Arbeitskollegen, Familienangehörige, Kinder oder Partner können gar nicht anders, als in Gedanken, Gefühlen und auch im Verhalten auf den Betroffenen zu reagieren. Da sie also Mit-Betroffene sind, und dabei eine wichtige Rolle spielen, sollen sie in unserem Buch selbst zu Wort kommen: die Angehörigen.

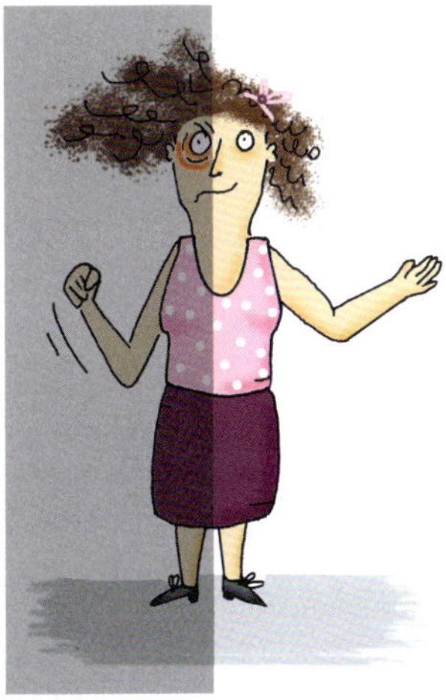

**Bettina** (die Frau von Martin) steht dem Leid ihres Mannes zwiespältig gegenüber: Manchmal ist sie voller Mitleid, manchmal hilflos und manchmal zornig. Zwei Dinge haben der Kranke und die Angehörige gemeinsam: Ihre Ohnmacht dem Leid gegenüber und deshalb ihre große Hoffnung auf Hilfe durch Experten.

## Die Experten – Mediziner und Psychotherapeuten

Die Experten gehören auch zu den Beteiligten wie die anderen. Am Anfang werden in der Regel Mediziner aufgesucht, später Psychotherapeuten.

Wir – die Autoren dieses Buches – gehören selbst dieser Gruppe an. Am Anfang suchen Betroffene meistens ihren Hausarzt auf, der sie später zu Fachärzten überweist. Ein Kennzeichen bei der Behandlung aller »psychosomatischer Patienten« ist, dass eine reine »Körpermedizin« gar nicht oder nur kurzfristig hilft. Gerade diese Erfolglosigkeit führt irgendwann zu der Idee, dass die Beschwerden »psychosomatischer Natur« seien. Dieser Idee folgt dann oft die Überweisung zu einem Psychotherapeuten.

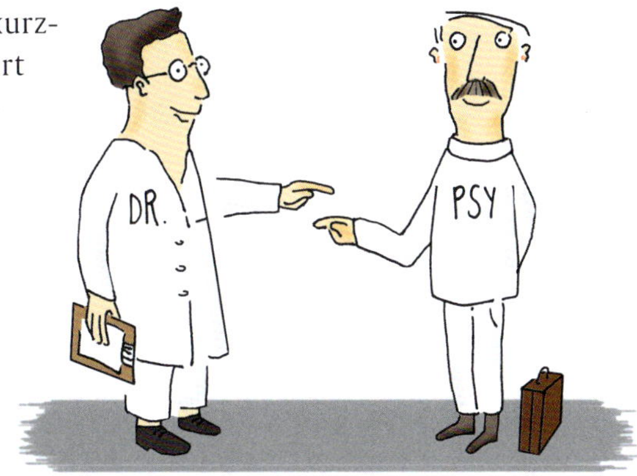


Ein sinnvolles Buch über Psychosomatik muss sich nun mit jeder dieser Gruppe des »Psychosomatischen Systems« und vor allem mit den Besonderheiten ihres Zusammenspiels beschäftigen.

## Martin und sein Herz

Wie sehr sich die beklagten Beschwerden psychosomatisch Kranker auch unterscheiden: ihre Leidenswege sind erstaunlich ähnlich. Sie gehen über mehrere Jahre und haben schon viele Experten auf den Plan gerufen. Als Beispiel wollen wir hier den Weg von Martin nachzeichnen. Dazu soll er selbst zu Wort kommen.

**Martin:** »Ich leide seit sechs Jahren unter immer wiederkehrenden Schmerzen in der Herzgegend. Dabei habe ich auch starkes Herzklopfen, Schwindel und einen Druck über der Brust. Manchmal glaube ich, nicht mehr genügend Luft zu bekommen. Mich überfällt dann schreckliche Angst, weil ich nicht weiß, was mit mir los ist. Ich habe dann Angst, dass das Schlimmste passiert: dass mein Herz aussetzt! Ein Kollege von mir ist vor einigen Jahren ganz plötzlich an einem Herzinfarkt gestorben und hat Frau und Kinder hinterlassen. Deren Schicksal habe ich dann vor Augen.

Die Beschwerden überfallen mich von ›jetzt auf gleich‹, das kann an jedem Ort und zu jeder Tageszeit geschehen. Manchmal habe ich nur leichte Druckgefühle oder leichteren Schwindel, was wieder vergeht, ohne dass ich mich groß darum kümmern muss. Manchmal halte ich das nicht mehr aus und gehe zum Arzt. Ich weiß aber auch danach nie, was wirklich mit mir los ist und was mir noch blüht.

### Beginn meiner Krankheit und erste Untersuchungen

Das erste Mal hatte ich das an einem Wochenende nach einer ziemlich anstrengenden Woche. Ich hatte plötzlich ein Herzrasen, wie ich es bis dahin nicht kannte, bekam deshalb Angst und rief schließlich den Notarzt an. Dieser untersuchte meinen Körper, das heißt Herz, Atmung und Blutdruck. Er konnte aber nichts feststellen. Er war sich seiner Sache aber wohl nicht ganz sicher, denn er schickte mich ins Krankenhaus zu einer gründlicheren Untersuchung. Dort wurden dann meine Herzströme mittels eines EKGs aufgezeichnet und Blut abgenommen. Die Ärzte berieten sich und teilten mir mit, dass sie ›keinen krankhaften Befund‹ feststellen könnten und damit entließen sie mich wieder. Sie erwähnten noch beiläufig, dass die Beschwerden vielleicht mit Aufregung zusammenhängen könnten.

Ich war zunächst erleichtert, meine Beschwerden hatten inzwischen ja auch wieder nachgelassen. Ich war aber doch verunsichert, weil mir keiner wirklich sagen konnte, was da in mir los gewesen war. Die Bemerkung, dass dies von ›Aufregungen‹ käme, verstand ich nicht, da ich sie ja gerade am Wochenende hatte. So ging ich am nächsten Tag zu meinem Hausarzt, um die ganze Angelegenheit nochmals mit ihm durchzusprechen. Dieser machte nochmals ein EKG und er bestätigte das Gleiche, was die Klinikärzte gesagt hatten: ›Alles in Ordnung‹. Er erklärte mir, dass die Beschwerden wohl eher von Verspannungen der Muskulatur herrühren dürften, was unter Stress schon mal vorkomme. Er riet mir, mich bei der Arbeit nicht so zu verausgaben.

## Der zweite Anfall und seine Folgen

Etwa ein halbes Jahr später, ich hatte das Ganze schon fast vergessen, bemerkte ich eines Morgens wieder ein unangenehmes Druckgefühl über der Brust, und mir war schwindelig. Ich bemühte mich zuerst, darüber hinwegzusehen, es nicht zu ernst zu nehmen, stand auf, frühstückte und ging zur Arbeit. Als die Beschwerden aber anhielten, ging ich doch sicherheitshalber zu meinen Hausarzt. Dieser untersuchte mich wieder, fand aber nichts.

Was ist da los in meinem Körper? Diese Frage ging mir nicht mehr aus dem Kopf! Ich dachte wieder an den verstorbenen Kollegen und bekam Angst! Erst im Laufe der nächsten Tage ging es dann wieder besser. Eines Abends schüttete ich Bettina mein Herz aus. Sie hörte mir zu, ihre Besonnenheit beruhigte mich. Wir gingen dann früh zu Bett und ich spürte, wie wichtig Bettina für mich ist.

Nur wenige Tage später hatte ich ihn wieder ›diesen Anfall‹ – so nenne ich mittlerweile dieses Herzrasen und diesen Schwindel. Ich dachte an die beruhigenden Worte des Hausarztes und an Bettina – aber das half jetzt nichts mehr. Ich bekam dann sogar Schmerzen in der Herzgegend. Nun wurde ich wirklich panisch. Mit Angst und auch etwas Scham, dass ich schon wieder komme, ging ich erneut zum Hausarzt. Diesmal überwies er mich – wohl halb genervt von mir und halb selbst verunsichert – weiter zu einem Internisten (Facharzt für Innere Krankheiten). Er meinte, weitere Untersuchungen dort sollten eine Herzkrankheit sicher ausschließen. Dort wurden die mir nun schon bekannten Untersuchungen nochmals wiederholt und zusätzlich ein EKG unter Belastung abgeleitet (ich musste dabei kräftig Fahrrad fahren). Herz und Lunge wurden geröntgt und eine sogenannte Herzschalluntersuchung durchgeführt, mit der – wie ich später im Internet nachgelesen habe – meine Herzgröße und die Funktionsfähigkeit meines Herzens bildlich dargestellt und geprüft wurden. Nach all diesen Untersuchungen, hatte ich ein langes Gespräch mit dem Doktor. Er erklärte mir wieder mal, dass im Wesentlichen alle Befunde normal, lediglich Puls und Blutdruck ›grenzwertig erhöht‹ seien.

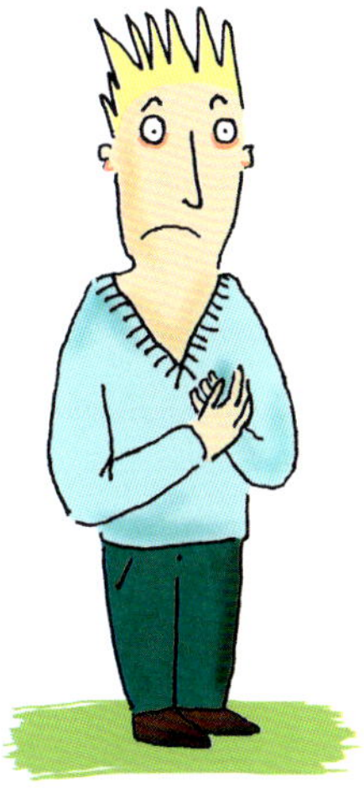

Auch könne er durch die Ultraschalluntersuchung des Herzens nicht sicher ausschließen, dass ich eine geringfügige Klappenveränderung (dabei nannte er ein mir unverständliches Fremdwort) hätte. Er würde mir deshalb eine medikamentöse Behandlung mit einem sogenannten Betablocker verschreiben, der mein Herz vor übermäßiger Erregung schützen und meinen Blutdruck senken solle. Nach diesem Gespräch fühlte ich mich wieder sicherer: Nun war ich ja wirklich gründlichst von einem Facharzt untersucht: Und der Facharzt hatte mich ernst genommen! Er hatte beruhigende Worte für mich und ich so die Hoffnung, meine Beschwerden nun mit Medikamenten in den Griff zu bekommen. Ich nahm mir vor, mich doch mehr zu schonen – immerhin hatte der Arzt dieses komische Fremdwort genannt.

## Von Arzt zu Arzt

Und tatsächlich blieb ich unter der regelmäßigen Einnahme dieses Medikaments einige Monate komplett beschwerdefrei. War jetzt alles vorbei? Nein: Eines Abends ging es wieder los: Herzrasen, Schwindel, Brustschmerz. Und vor allem: Angst! Ich war entsetzt! Auch mein Hausarzt, der mir die Betablocker ja weiter verschrieben hatte, war ratlos. Wie befürchtet, blieb es auch nicht bei diesem einen ›Rückfall‹. Wegen des Schwindels dachte der Hausarzt, vielleicht sei das Gleichgewichtsorgan betroffen und überwies mich zum Hals-Nasen-Ohren-Arzt. Aber auch dieser fand keine Erklärung und meinte, man solle das Ganze nicht überbewerten. Schwindelzustände seien weit verbreitet. Schließlich besuchte ich auf seinen Rat auch noch einen Orthopäden, der röntgenologisch leichte Verschleißerscheinungen an der Wirbelsäule feststellte und mir Massage, Wärme und Krankengymnastik verordnete. Ich machte – obwohl mich die Vielfalt der Erklärungen und vorgeschlagenen Maßnahmen nun doch einigermaßen verwirrte – auch dies bereitwillig mit, verspürte mal wieder eine vorübergehende und dann doch wieder wegbleibende Besserung. Inzwischen quälten und verunsicherten mich meine Beschwerden doch so sehr, dass dieses Thema ständig in meinen Gedanken herumspukte. Ich verlor meine Lust am Sport und zog mich vom Sportverein und später auch von meinem Stammtisch zurück. Vor unseren Wochenendausflügen mit Bettina und den Kindern hatte ich mittlerweile regelrechte Angst und Widerwillen: Ich befürchtete, mitten im Ausflug von meinen Beschwerden – fernab jeglicher ärztlicher Hilfe – überrascht zu werden. Schließlich gab ich solche Ausflüge, nicht ohne schlechtes Gewissen, ganz auf.

Mein Hausarzt bemerkte meine zunehmende Niedergeschlagenheit und verschrieb mir zur ›Entlastung‹, wie er sagte, ein Beruhigungsmittel. Das brachte eine Art Dämpfung meiner Ängste und Sorgen, aber ich war ebenso wie mein Hausarzt dagegen, diese Mittel längerfristig einzusetzen. Uns beiden war die Gefahr einer Gewöhnung klar. Und die Ursache all dessen war damit ja weder gefunden noch beseitigt.

## Und nun lande ich auch noch beim Psychiater!

Zuletzt kam, was kommen musste: Man überwies mich auch noch zum Psychiater! Der unterhielt sich ebenfalls lange mit mir. Auch er meinte dann, ich solle mir nicht so viele Sorgen machen, mich nicht zurückziehen, mein Leben durch Sport und Freizeit aktiver gestalten! Um mir das zu erleichtern, verschrieb er mir ein ›Antidepressivum‹, das meine Stimmung aufhellen und meinen Antrieb steigern sollte. Da ich mich bei ihm wohl und verstanden fühlte, hoffte ich auf die Wirkung dieses von ihm verschriebenen Mittels. Darin wurde ich aber wieder enttäuscht. Alle Versuche, mich zu Sport und sonst was aufzuraffen, machte die Wiederkehr von Herzrasen, Schwindel, Schmerzen und Angst zunichte. Der Psychiater hatte mir auch noch ein Entspannungstraining empfohlen, das ich zuerst bei ihm in einer Gruppe lernte und dann zu Hause weiter anwenden sollte. Aber offen gesagt – damit kam ich nicht zurecht und das brachte mir gar nichts.

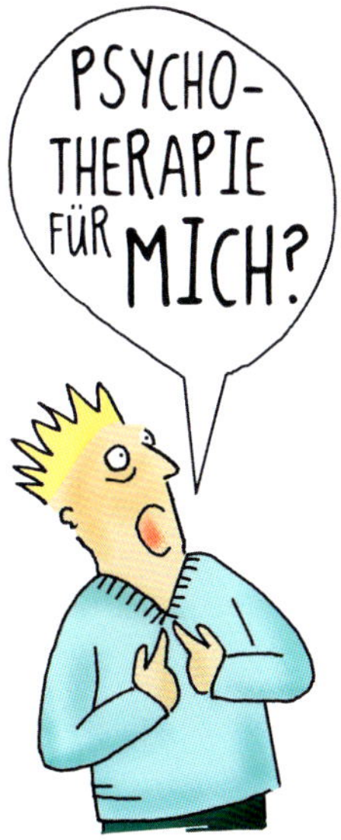


Ganz ehrlich: Auch wenn alle Ärzte sagen, ich hätte keine ›wirkliche Krankheit‹, glaube ich, dass sie etwas übersehen haben müssen! Zuletzt sagten Psychiater und Hausarzt – ich vermute, sie waren am Ende ihrer Künste – ich sollte mich einer psychotherapeutischen Behandlung unterziehen.«

## Der Hausarzt: der erste Experte

Diese Geschichte von Martin zeigt neben vielem anderen, wie wichtig Hausärzte für viele psychosomatische Patienten sind. Diese sollen hier deshalb selbst zu Wort kommen. Hier stellvertretend für sie der Hausarzt von Martin.

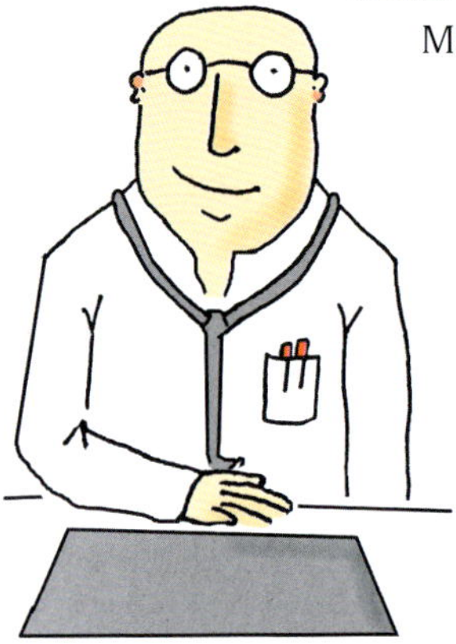

**Hausarzt:** »Die von Martin beschriebenen Beschwerden können vielfältige Ursachen haben. Deshalb ist es immer wichtig, die Möglichkeit einer organischen Erkrankung zu bedenken. Eine Herzkranzgefäßverengung oder ein Herzinfarkt können von einem psychosomatischen Beschwerdebild nur unterschieden werden, wenn gründliche organische Untersuchungen durchgeführt werden. Meistens reichen dafür das Abhören des Herzens, die Blutdruckmessung, die Ableitung eines EKGs, eventuell auch unter Belastung, und eine Blutuntersuchung. Übrigens: Das von Martin erwähnte Fremdwort heißt ›Mitralklappenprolaps‹ und benennt eine leichte Wölbung der Verschlussklappen zwischen Vorhof und Hauptkammer des Herzens. Das ist meist eine harmlose Angelegenheit, auch wenn das Wort beeindrucken kann.

### Notwendige Untersuchungen oder ›Diagnose-Karussell‹?

Um meiner Sache ganz sicher zu sein, wiederhole ich einige dieser Untersuchungen bei solchen Patienten regelmäßig. Manchmal muss ich Spezialisten aus anderen Fachgebieten hinzuziehen. Von diesen Kollegen werden dann oft kleinere Befunde erhoben, die jeweils zu ganz speziellen Behandlungsversuchen führen: Manchmal mit guter Wirkung, viel öfter aber ohne anhaltende Erfolge. Fachärzte sehen den Patienten ja immer nur kurz und untersuchen nur ihr spezifisches Fachgebiet. Meine Aufgabe ist es dann, alle Befunde zusammenzutragen, sie mit dem Patienten zu erörtern und entsprechende Konsequenzen zu ziehen. Das könnte auch mal das Ende des ›Diagnose-Karussells‹ sein. Das ist für uns aber immer eine riskante Entscheidung. Es ist überhaupt schwierig, hier eine gute Gesamtentscheidung zu treffen, vor allem weil jeder Fachkollege sein Gebiet natürlich etwas überbetont. Manchmal ergeben sich sogar widersprüchliche Aussagen für den Patienten: Zum

Beispiel bei der Frage, ob er sich nun körperlich schonen oder belasten, ob er aktiver oder passiver werden soll. Uns Ärzten wird oft im Nachhinein vorgeworfen, wir hätten viel zu viel Diagnostik betrieben. Es gibt aber Gründe, die das verständlich machen und nicht wenige kommen von unseren Patienten selbst. Die meisten wollen ja eine organmedizinische Erklärung und Behandlung, manche verlangen sogar vehement danach. Geben wir ihren Ersuchen nicht nach und verordnen keine weiteren Maßnahmen, sind sie enttäuscht, erklären uns für inkompetent und wenden sich dann anderen Ärzten zu. Oft beginnt dort dann der ganze Kreislauf wieder von vorne.

## Ich will auf keinen Fall eine ernstliche Krankheit übersehen!

Andere Gründe dafür, dass manchmal zu viel an (oft kostspieliger) Diagnostik betrieben wird, liegt an uns Medizinern selbst: Wir lernen in der Ausbildung viel eher, organische Krankheiten zu suchen und zu finden als den Körpern unserer Patienten zu trauen. Eine Art krankheitsorientiertem Misstrauen dem Körper gegenüber ist Teil unseres beruflichen Selbstverständnisses. Wir machen das Medizinstudium ja nicht, um dadurch dem Körper zu vertrauen, dass dieser seine Beschwerden mit der Zeit von alleine beseitigt. Im Gegenteil: Wir sollen doch herausfinden, wo und warum er das nicht kann. Und im Zweifelsfalle ist es ja auch weniger riskant, einen Gesunden krank als einen Kranken gesund zu schreiben! In diesem Zusammenhang befürchte ich mit vielen meiner Kollegen, dass uns Unwissenheit oder Fahrlässigkeit vorgeworfen oder im Extremfall sogar der Prozess gemacht wird, wenn wir eine ernste Krankheit übersehen haben.«

## Was nun?

Patienten wie Martin am Ende einer solchen »Karriere« zu helfen, ist nicht leicht. Zum einen ist es notwendig, das diagnostische Karussell zu stoppen, auch wenn das einige der Betroffenen ängstigt und verunsichert. Das heißt aber nicht, sie damit alleine zu lassen. Im Gegenteil:

Sie brauchen nun eine andere Art von Hilfe: Eine, die ihre körperlichen Beschwerden ernst nimmt und ihnen hilft, diese auch ohne »organischen Befund« zu verstehen und zu bewältigen. Dazu gehört erst einmal, die bisherigen Befunde und Diagnosen so zu erklären, dass man sie auch verstehen kann. Und dann brauchen Betroffene eine ganz andere Art von »Diagnose« und »Therapie« – eben eine psycho-somatische. Was das ist, wird in den nächsten Kapiteln vorgestellt.

Info

### Martins »Karriere« ist kein Einzelfall

Wissenschaftlichen Untersuchungen zufolge gelangen solche Patienten erst nach durchschnittlich fünf bis sieben Jahren Erkrankungsdauer zur Diagnose »psychosomatisch« und zu einer Psychotherapie. In dieser Zeit haben sie 70 bis 80 Arztkontakte, oft mit mehreren Krankenhauseinweisungen hinter sich. Es ist auch bekannt, dass wegen psychosomatischer Beschwerden die meisten Beruhigungsmittel verschrieben werden. Es gibt Hinweise, dass fast die Hälfte aller Beschwerden, wegen derer Patienten einen Allgemeinarzt aufsuchen, als »psychosomatische Reaktionen« eingeschätzt werden müssen.

Typisch für Betroffene ist folgende Kette: Beschwerde – Arztbesuch – Erleichterung – Beschwerde – Arztbesuch – Erleichterung usw. Dieser Ablauf hat notgedrungen eine ängstliche Selbstbeobachtung zur Folge und diese mit ihrer Fixierung auf das Negative fördert am Ende selbst die Entwicklung von Symptomen. Diese führen zu erneuten Arztbesuchen: Ein Teufelskreis, den irgendwann irgendjemand unterbrechen muss. Und das tut oft die neue Diagnose »psychosomatisch«.

**ÜBUNG**

## Wie sieht Ihre Situation aus?

Bevor wir uns mit dem Phänomen »Psychosomatik« beschäftigen, laden wir Sie ein, Ihre eigene Situation zu betrachten. Die folgenden Fragen können Ihnen dabei als Anregung dienen. Haben Sie sich in einigen Passagen aus Martins Schilderungen wiedergefunden? Welche seiner Gedanken und Gefühle kennen Sie von sich selbst? Über welche Art von Behandlung waren Sie enttäuscht? Haben Sie deshalb Hilfe bei Experten außerhalb der Schulmedizin gesucht? Welche Erfahrungen haben Sie mit diesen gemacht? Waren Sie auch bei einem Psychotherapeuten? Waren Sie von diesem enttäuscht? Wie viele Ärzte haben Sie schon aufgesucht? Hat sich das, was Ihnen empfohlen wurde, manchmal widersprochen? Hatten Sie wegen Ihrer Krankheit Schuldgefühle? Haben Sie sich für etwas geschämt? Waren Sie zornig, weil keiner Sie versteht? Hat jemand Ihnen wegen Ihres Leidens psychische Probleme unterstellt? Hat sich im Verlauf dieser Zeit die Beziehung zu Ihrem Partner, Ihren Kindern oder Ihren Arbeitskollegen verändert?

# Was ist Psychosomatik?

Wenn Martin, Bettina und die anderen über das Wort »psychosomatisch« nachdenken, fallen ihnen zuerst die üblichen Vorurteile ein. Wenn das »psychosomatisch« z.B. mit »geisteskrank« gleichgesetzt wird, erscheint der Betroffene unberechenbar – man wird ihm gegenüber vorsichtig. Andere verbinden damit, jemand würde mit seinen Problemen nicht fertig, was als Zeichen von Schwäche gilt. Nicht selten wird der psychosomatisch Kranke als der »eingebildete Kranke« betrachtet. Ein Kollege mag einen »psychosomatisch Kranken« für faul halten. Und wer möchte schon »psychosomatisch« krank sein, wenn ihm solche Dinge unterstellt werden?

Info

## Was bedeutet der Begriff »Psychosomatik«?

Das Wort stammt aus dem Griechischen und setzt sich zusammen aus Psyche = Seele und Soma = Körper, spricht also den Zusammenhang zwischen seelischen und körperlichen Vorgängen an. In diesem Buch werden wir mal vom »Körper« und mal vom »Soma« sprechen. Beide Begriffe bedeuten das Gleiche. Das Verständnis darüber hat sich in den letzten Jahrzehnten sehr gewandelt.

Psychosomatik hat zunächst also nichts mit Krankheit zu tun, sondern nur mit dem ganz normalen Zusammenspiel von Psyche und Soma – im Zustand der Gesundheit ebenso wie in dem der Krankheit. Allerdings ist mit der Aussage »Das ist psychosomatisch« gemeint, dass eine körperliche Störung seelische Ursachen habe. Wie die Seele auf den Körper einwirkt, ist damit noch lange nicht erklärt. Sehr kränkend ist es, wenn mit einer solchen Aussage verbunden wird, jemand sei »seelisch krank«. Eine solche Unterstellung verletzt die Würde eines Menschen und ist außerdem falsch.

Wissenschaftliche Untersuchungen belegen, dass seelische Probleme niemals einseitig körperliche Erkrankungen auslösen. Es gibt Menschen mit großen seelischen Konflikten und Problemen, die körperlich absolut gesund und beschwerdefrei sind.

Es ist deshalb richtiger und menschenwürdiger anzunehmen, dass Körper und Seele sich gegenseitig beeinflussen (die Seele den Körper und der Körper die Seele). Außerdem tritt diese Wechselwirkung immer – also nicht nur bei Krankheiten – auf. Und niemals ist eine Seite die alleinige »Ursache« von Störungen auf der anderen Seite. Psychosomatik so gesehen spricht nichts anderes als dieses ständige Wechselspiel an. Psychosomatische Krankheit bedeutet dann, dass die Wechselwirkung gestört ist bzw. dass die Art dieser Wechselwirkung von Betroffenen oder Betreuern nicht verstanden wird. Mit Krankheit auf einer dieser Seiten – der Seele – hat das nichts zu tun. Wenden wir uns zuerst der Psychosomatik im Zustand der Gesundheit zu.

## Psychosomatik im Zustand der Gesundheit

Die Umgangssprache kennt viele Formulierungen, in denen der Zusammenhang zwischen Körper und Seele zum Ausdruck gebracht wird: sich den Kopf zerbrechen; etwas schlucken; etwas ist auf den Magen geschlagen; die Galle kommt hoch; das Herz ist gebrochen; der Atem steht still; etwas geht unter die Haut usw. Diese Formulierungen zeigen bildhaft, dass unsere Körperorgane auf Belastungen reagieren.

Außerdem gehört zu jedem seelischen Vorgang, zu jedem Gefühl, ein bestimmter Gesichtsausdruck, der mit Veränderungen der Gesichtsmuskulatur verbunden ist. Einige Wissenschaftler nehmen sogar an, dass wir zuerst körperlich mit unserer Gesichtsmuskulatur auf eine Situation reagieren und erst dadurch das dazugehörige Gefühl wahrnehmen. Erst anhand solcher Muskelreaktionen im Gesicht können wir nach dieser Theorie einzelne Gefühle erkennen und unterscheiden.

Und schließlich gehören zu jedem Gefühl spezielle Veränderungen in bestimmten Organen (Herzklopfen, Magenbewegungen, Blutgefäßerweiterungen usw.). Mediziner sprechen von Reaktionen des »vegetativen Nervensystems«. Bei starker Erregung werden Hormone ausgeschüttet, die sehr rasch Körperveränderungen bewirken. Jeder kennt das Gefühl, wenn es ihm »kalt den Rücken herunterläuft« (dann wird nämlich das Hormon Adrenalin in die Blutbahn ausgeschüttet).

## Gefühle, Reaktionen und Verhalten sind eng verzahnt

Bestimmte Grundtypen von Gefühlen vereinen seelische Vorgänge, Körperreaktionen und Verhalten deshalb so stark miteinander, weil durch diese Verzahnung spezielle Gefahren für Leib und Seele bewältigt oder vermieden werden. Das Gefühl von Ekel z.B. bewirkt, dass verdorbene Speisen vermieden oder wieder ausgespuckt werden. Trauer trägt durch ihren Ausdruck (Tränen) dazu bei, dass andere zu Hilfe kommen, auch wenn der Betroffene nicht sprechen mag oder kann. Wie das letzte Beispiel zeigt, haben einige gefühlsbetonte Körperreaktionen auch den Sinn, anderen Menschen wichtige Signale zu senden (gerade dann, wenn die Sprache das nicht mehr vermag), die diese instinktiv verstehen.

Sehr deutlich wird diese »Vernunft der Gefühle« bei der Trauer: Ein von Leid gezeichnetes Gesicht und Tränen signalisieren einen Schmerz und zeigen, dass die Person Unterstützung und Trost braucht.

## Umgekehrt beeinflusst der Körper auch das Gefühlsleben

Der Körper kann mit Mitteln wie Alkohol, Drogen oder Koffein so beeinflusst werden, dass sich die Psyche verändert und z.B. mit Gelassenheit oder Euphorie reagiert. Der Körper beeinflusst so die Seele. Oder stellen Sie sich vor, Sie wachen an einem Tag, auf den Sie sich gefreut haben, mit Zahnschmerzen auf – schon ist die Stimmung der Psyche getrübt.

Zusammengefasst drückt das Wort »psychosomatisch« also aus, dass Gefühle zu körperlichen Reaktionen und Körperreaktionen zu Gefühlen führen.

# Wie wirken Körper und Psyche zusammen?

Die Idee, die Psyche wirke auf den Körper ein, setzt voraus, dass man sich beide, Psyche und Körper, als zwei voneinander getrennte Welten vorstellt. Aber sind es tatsächlich zwei Welten oder ist es nur eine Welt? Diese Fragen beschäftigen Wissenschaft und Philosophie seit tausenden von Jahren in Form des »Leib-Seele- (oder Soma-Psyche-)Problems«. Wie spielen beide zusammen? Wie kann das materiell-körperliche das psychisch-geistige beeinflussen und umgekehrt? Wenn man das richtig angeht, muss man zu diesen beiden Welten (Körper bzw. Soma = Welt 1, Seele bzw. Psyche = Welt 2) noch eine dritte Welt hinzufügen: das soziale Zusammenleben (soziale Beziehungen = Welt 3). Wir kommen so zu einem Dreiweltenmodell. Dass diese drei Welten aufeinander einwirken, steht außer Frage. Wie sie das tun, ist die eigentlich spannende Frage.

## Das Dreiweltenmodell

Wir leben mit unserem Körper in der physischen Welt, als beseelte Wesen in der psychischen Welt und als Mitglied in sozialen Beziehungen mit anderen in der sozialen Welt, also in drei Welten. Alle drei beeinflussen sich gegenseitig: Verliebtheit lässt das Herz schneller schlagen. Bei körperlichem Schmerz sind wir missgelaunt. Die depressive Psyche des einen kann die Stimmung des anderen drücken und ein fürsorgliches, ehrliches, soziales Klima ist ein guter Nährboden für das gute Gedeihen von Körper und Seele.

Auch dies ist sicher: Keine dieser Seiten kann die andere Seite nach eigenen Vorstellungen und Gesetzen lenken und bestimmen. Die Psyche kann den Körper nicht oder nur begrenzt nach ihren eigenen Zielen steuern; mit meiner noch so tätigen Psyche kann ich meinen Partner in der sozialen Welt nicht so beeinflussen, wie ich das manchmal gerne möchte. Klar ist, dass niemand direkt in die Psyche eines anderen Menschen eingreifen kann. Das Soziale kann nicht direkt in die Psyche der einzelnen Person eingreifen. Auch in schlimmen sozialen Verhältnissen gibt es glückliche Menschen, wie es umgekehrt in guten sozialen Zuständen depressive Einzelwesen gibt. Und das medikamentös beeinflusste

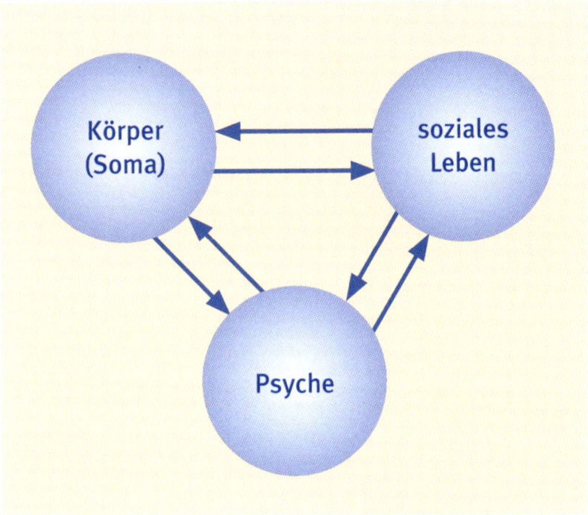


▲ Die drei Welten Körper (Soma), Psyche und soziales Leben sind untrennbar miteinander verbunden und beeinflussen sich wechselseitig.

# Grundlagen

Info

## Körper – Psyche – Soziales

Aus diesen wissenschaftlichen und alltagspsychologischen Erfahrungen lassen sich folgende Schlussfolgerungen ableiten:

- Jede der drei Welten folgt ihren eigenen Gesetzmäßigkeiten.
- Jede Welt kann die andere Welt zwar grundsätzlich beeinflussen, die Art dieses Einflusses aber nicht bestimmen. Jede Welt bestimmt selbst, wie sie auf die andere reagiert.
- Jede Veränderung in einer Welt führt normalerweise zu Veränderungen der anderen Welten. Was dabei am Ende herauskommt, kann allerdings niemand vorhersagen.
- Es bestehen Wechselwirkungen und Rückwirkungen zwischen den Welten: Wenn das Soma auf die Psyche reagiert, reagiert die Psyche wiederum auf diese Reaktion des Soma usw.

»Soma« hat damit Wirkung auf die Psyche der einen und keine oder eine ganz andere auf die Psyche der anderen.

In der Psychosomatik haben wir es mit zwei dieser drei Welten zu tun, die bis zum Tod des Körpers einer Person unauflöslich aneinander gekoppelt sind: Psyche und Soma. Dieses Soma-Psyche-Paar kann ohne soziale Welt nicht überleben. Und ohne Soma und Psyche gäbe es gar keine soziale Welt. Alle drei Welten brauchen einander, sonst sterben sie alle drei.

### Das natürliche Auf und Ab der Lebensvorgänge

Ein weiteres entscheidendes Prinzip, das wir überall in der Natur und auch an uns selbst beobachten können, ist der Wechsel zwischen Aktivität und Passivität, ein natürliches Auf und Ab der Lebensvorgänge. Der gesunde Körper pendelt zwischen Ruhe und Erregung, Schlaf und Wachsein, Essen und Verdauen (siehe S. 49). Das gilt auch für die Psyche: Für ihre Gesundheit braucht sie ein gesundes Hin und Her zwischen Erregung und Entspannung, Leisten und Ruhen, Lachen und Trauern, Freude und Schmerz. Von sich aus streben Körper und Psyche nach dieser ausgleichenden Oszillation. Würden sie nicht von außen gestört, würden sie dies mühelos tun.

**Störeinflüsse.** Nun gibt es aber die Möglichkeit der »Verstörung« der einen Welt durch eine andere. Die Psyche kann z. B. den Körper ins Ruhebett legen, wenn dieser aktiv sein will. Da hier das Soma auf die Psyche reagieren muss, kann die Psyche das gesunde Hin und Her des Körpers nachhaltig stören. Ein Körper kann nicht ruhen, wenn die Psyche ihm ständig Koffein zuführt, Kampfgedanken denkt und Entspannung für Müßiggang hält. Dann wird sozusagen die eine Welt »zu hart« für die andere und schränkt deren Reaktionsvielfalt in ungesunder Weise ein.
Das Gleiche gilt für das Verhältnis von Welt 3 (soziale Welt) und Welt 2 (Psyche): Wenn die Psyche zum eigenen guten Überleben Ruhe und Entspannung, lustvolle Freude

oder selbstbewusst-abgrenzendes Verhalten braucht, die soziale Umwelt ihr das aber als »Faulheit«, Sünde oder »egozentrische Aggression« verbietet, dann »darf« Welt 2 (Psyche) nicht tun, was sie für sich bräuchte. Oder sie darf nicht, was ihr Körper bräuchte.

So können alle drei Welten sehr wohl für die anderen Welten ebenso förderlich wie störende Umwelt sein. Krankmachend ist also, wenn die soziale Welt »härter« ist als die Psyche und ihr so die notwendigen Freiräume nimmt oder wenn die Psyche »härter« ist als das Soma. Dann ist das Soziale nicht »gesund« für die Psyche und die Psyche nicht »gesund« für den Körper. Dann darf in Welt 3 und Welt 2 nicht sein, was der Welt 2 oder der Welt 1 gut tun würde. Natürlich kann auch die Welt des Soma zu hart für die der Psyche sein: Ein gelähmter Körper engt den Spielraum der Psyche ein. Und die Rigidität der Psyche einer Person kann eine soziale Gemeinschaft lähmen. Die somatische Medizin versucht den Körper zu verändern. Die psychosomatische Therapie zentriert sich auf die soziale und die psychische Welt.

## Warum der Geist den Körper braucht

An dieser Stelle müssen wir innehalten und einen Blick auf eine Besonderheit in der Beziehung von Körper und Psyche werfen. Wir stoßen hier im wahrsten Sinne des Wortes auf ein »Geheimnis«. Dessen Lüftung kann man in der Behandlung psychosomatischer Krankheiten sehr gut nutzen. Das »Geheimnis« heißt: Die Psyche braucht einen Körper, um die Welt überhaupt verstehen zu können! Denn: Woher weiß die Psyche wie ein Apfel schmeckt, was Angst ist oder was »Sex« bedeutet? Sie könnte das alles nicht verstehen, wenn sie keinen Körper hätte. Warum? Weil die Bedeutung jedes dieser Worte im Körper gespeichert ist. Hätten wir nie einen Baum mit Händen berührt, in keinen Apfel gebissen, nie Herzklopfen vor Angst gehabt oder Sexualität nie körperlich erlebt, könnte uns das alles mit Worten noch so genau beschrieben werden: Wir könnten nicht nachvollziehen, was damit gemeint ist. Das »Hineinfühlen« in unseren Körper kann unser Leben enorm bereichern. Oft »weiß« z. B. nur der Körper, dass etwas in der Verfassung einer Person oder in der sozialen Welt nicht stimmt – die Psyche »spürt« es nur körperlich. Und erst wenn die Psyche sich dann ihrem Körper achtsam zuwendet, wird ihr selbst klar, was los ist. Diese Körper-Wahrnehmungen werden daher in vielen Therapien geübt und genutzt. Ein wissenschaftlicher Ansatz, der sich »Embodiment« (zu Deutsch: Verkörperung) nennt, baut darauf auf: Patienten nehmen hier zum Beispiel bestimmte aufrechte Körperhaltungen ein, von denen man weiß, dass die Psyche auf einen solchen Körper mit Klarheit, Kraft und Wohlbefinden reagiert. Umgekehrt nutzt man den Körper als Wahrnehmungsinstrument, um das eigene emotionale Befinden tiefer und klarer zu ergründen.

## Die Psyche kann ihr Soma beobachten

Menschen mit psychosomatischen Beschwerden machen nicht solche fruchtbaren Erfahrungen, wenn sie ihren Körper beobachten. Ihre Erfahrungen mit ihrem Körper sind unangenehm: Er stört, er schmerzt, er zeigt merkwürdige Vorgänge, für die man keine Erklärung hat. Der natürlichste

# Grundlagen

Umgang mit unerklärlichen unangenehmen Vorgängen ist: Man sucht nach einer Erklärung. »Psychosomatiker« wie Martin, Oliver und Nora betreiben diese Suche sehr ausführlich. Später beteiligen sich dann Angehörige und viele Experten an diesen Beobachtungen und Erklärungsversuchen. Wer sagt, es handele sich bei den unangenehmen körperlichen Vorgängen um den Ausdruck »psychischer Erkrankungen«, fügt einfach eine weitere Erklärung bei, indem er der Psyche die Schuld gibt. Manchmal helfen diese Erklärungen, manchmal erzeugen sie eher neue Probleme.

**Jede Psyche sucht nach Erklärungen.** Will man die Psyche eines Menschen mit »psychosomatischen Erkrankungen« verstehen, sollte man folgendes »Gesetz« des Psychischen kennen: Jede Psyche strebt nach ihr sinnvoll erscheinenden Erklärungen für das, was ihr neu oder unangenehm ist. Das gilt auch für Neues oder Unangenehmes in ihrem eigenen Körper. Die Psyche »psychosomatischer Patienten« hat sich meistens sehr gut entwickelt in der genauen Beobachtung und Bewertung ihres Soma, ihrer Körpervorgänge. Man kann diese Fähigkeit der Körperbeobachtung der »Psychosomatiker« jenen Menschen gegenüberstellen, die die Beobachtung ihres Körpers aus den Augen verloren haben, ihrem Soma gleichgültig gegenüberstehen, dessen Warnzeichen übergehen oder gar mit ihrem Körper schädlich umgehen und ihm Stoffe zuführen, die zwar der Psyche guttun, aber dem Körper schaden (Drogen).

**... bis dass der Tod euch scheidet.** Wenn wir von diesem Zweiweltenmodell ausgehen, bei dem die Psyche ihr Soma beobachtet, können wir uns auch die gemeinsame Geschichte dieses »bis zum Tode« aneinander gebundenen »Paars« ansehen. Sie beginnt mit der Geburt und endet mit dem Tod. In dieser auf irdischer Ebene unlösbaren Einheit von Psyche und Soma finden – wie bei anderen Paaren auch – notgedrungen immer wieder gegenseitige Irritationen und Konflikte statt. Wenn sich der Körper ändert, ist die Psyche irritiert. In seiner Psyche macht sich der Mensch ein Bild von seinem Körper: Er sieht sich z. B. mehr oder weniger attraktiv und kräftig oder hässlich und schwach.

Veränderungen in ihrem Körper durch Krankheiten, Unfälle oder Alterungen kann die Psyche nicht übergehen und oft nur schwer verkraften. Sie muss sich – davon irritiert – dann selbst an diese neue »Körper-Umwelt« anpassen. Und dazu muss und kann sie nur sich selbst und nicht den Körper ändern. Körperveränderungen bis hin zu neu und dauerhaft eintretenden Behinderungen sind aus dieser Sicht zunächst zwar reine Körpervorgänge. Das Fühlen und Wissen, körperlich belastet oder behindert zu sein und dabei nun anders als früher oder anders als andere zu sein, ist aber ein Vorgang, der nicht im Körper, sondern ausschließlich in der Psyche stattfindet.

Das hat eine für die Therapie psychosomatischer Probleme wichtige Konsequenz: Die mit dem Körper unglückliche Psyche darf die Verantwortung für ihr Unglück nicht ihrem Körper geben. Die Verantwortung für ihr Glück und Unglück mit ihrem Körper trägt allein die Psyche. Ein seltsamer, aber wahrer und wichtiger Gedanke: Im Körper gibt es nicht Glück und Unglück – das gibt es nur in der Psyche.

## Die Psyche als Beobachterin ihres Körpers

Wann richten wir die Aufmerksamkeit auf unseren Körper? Meistens dann, wenn es in ihm anders läuft als erwartet oder wenn dieser sich unangenehm »zu Wort meldet«. Also bei Schmerz, Übelkeit, ungewöhnlichen Veränderungen etc. Dass die Zähne jetzt gerade nicht wehtun und es am Bein nicht juckt, nehmen wir im Normalzustand nicht bewusst wahr.

Zentral für die Körperbeobachtung sind innere Wahrnehmungsorgane, die aus Nervenbahnen und Sensoren bestehen, anhand derer unsere Psyche sich »Informationen« über den eigenen Körper holt: über den Grad seiner Spannung und Entspannung, über seine Haltung, über seine Temperatur. Die Wahrnehmung des Körpers, die Aufnahme von »Informationen« aus dem Körper und die Verarbeitung dieser Informationen laufen nicht anders ab als bei anderen »Informationsverarbeitungen« auch, z. B. bei der Beobachtung der Natur oder anderer Menschen. Die Informationsverarbeitung besteht aus drei Teilen:

- Die Psyche nimmt etwas wahr, z. B. Schmerz, Übelkeit, Hungergefühl oder Erregung.
- Sie bewertet diese Wahrnehmung mehr oder weniger bewusst: Ist das positiv oder negativ, gefährlich oder ungefährlich? Ist es wichtig, dem nachzugehen?
- Wenn etwas auffällig ist, sucht sie nach einer Erklärung: Warum ist das so und wer kann das wie verändern?

### Was ist bei psychosomatischen Patienten anders?

In allen drei Teilen dieser Informationsverarbeitung unterscheiden sich psychosomatische Patienten von »Nichtpsychosomatikern«:

- Ihre Psyche richtet die Aufmerksamkeit viel mehr auf den eigenen Körper. Sie nimmt also auch kleine Veränderungen viel sensibler wahr.
- Was sie wahrnimmt, bewertet sie eher als negativ oder bedrohlich.
- Die »Psychosomatikerpsyche« sucht stärker nach Erklärungen und denkt dabei vor allem an Krankheiten. Deshalb holt sie sich Erklärungen von Spezialisten für Krankheiten: von Ärzten.

Eine verhängnisvolle Folge dieser Art psychosomatischer intensiver Beobachtung ist nun allerdings die, dass diese sorgenvollen Beobachtungen oft genau das hervorrufen, was sie beobachten. Zum Beispiel führt eine ängstliche Beobachtung des Herzkreislaufsystems durch die Psyche zur Aktivierung dieses Systems und zu stärkerem Herzklopfen. Wenn die Psyche gute Erklärungen hat, ist sie beruhigt. Wenn nicht, kann die Psyche der einen gut mit dem Unerklärlichen leben: »Was soll's?« Die anderen (und das sind die »Psychosomatiker«) sind beunruhigt.

## Die »medizinische Herangehensweise« ist nicht immer sinnvoll

Man kann sich Martin, Oliver, Doris und Nora auch als eine Art von Wissenschaftlern vorstellen, die verstehen und erklären wollen, was da in ihnen vorgeht. Was die heute bevorzugte Art an Erklärungen betrifft, sind wir sehr vom medizinischen Fortschritt und von der Art, wie Mediziner über den Körper denken, geprägt: Was unangenehm ist, wird als »Symptom« einer möglichen »Krankheit« verstanden. Damit meint man, dass das Symptom so lange wiederkommt, bis die »eigentliche Krankheit« behandelt ist. Wenn Mediziner bei dieser Suche nach organischen Erkrankungen erfolglos sind, dieses grundsätzliche Denken »Jedem Symptom liegt eine Krankheit zugrunde« aber beibehalten wird, gibt es heute eine einfache Lösung. Man geht dann eben von einer anderen Art von Krankheit aus, für die andere Experten zuständig sind: von »psychischen Krankheiten«. Und um diese zu finden (oder manchmal auch: zu erfinden), gibt es wieder Experten.

Tipp

### Wann werden Körperreaktionen zum Problem?

Körperreaktionen sind also nicht »an sich« Probleme, sondern werden für die Psyche zu solchen, wenn sie zum einen aufgrund ihrer Heftigkeit (z. B. bei Schmerz oder Lähmung) die Tätigkeit der Psyche beeinträchtigen oder wenn sie aus anderen Gründen von ihr sorgenvoll beobachtet und negativ bewertet werden. In beiden Fällen kann die Psyche nicht mehr wie gewohnt anderen Dingen nachgehen. Beispiel »Ohrensausen« (Tinnitus): Menschen lernen oft, mit diesem zunächst für jeden äußerst belastenden Symptom gelassen umzugehen. Ihre Psyche wendet die Aufmerksamkeit davon ab. Das Geräusch im Ohr ist für die Psyche Normalität geworden.

### Wovon hängt die Art unserer Körperbeobachtung ab?

Die Psyche muss in bestimmten Situationen den eigenen Körper beobachten, bewerten und im Störungsfall handeln. Man lernt das von Kindesbeinen an. Wer diesbezüglich ängstliche Eltern hatte, dessen Psyche hat eine ängstliche Körperbeobachtung gelernt. Wann, was und wie die Psyche ihren Körper beobachtet, hängt also nur zum Teil vom Zustand des Körpers ab. Zum anderen hängt das von der Geschichte der Psyche selbst ab: von ihren früheren Erfahrungen mit dem Körper. Von Erfahrungen damit, wie andere Menschen ihren Körper beobachtet haben. Martin beobachtet sein Herz mit anderen Augen, seit sein Kollege am Herzinfarkt gestorben ist.

## Die Beziehung zwischen Psyche und Körper ist gestört

Man kann eine psychosomatische Erkrankung als Beziehungsstörung zwischen Körper und Seele verstehen. Die wichtigsten Merkmale dieser Beziehungsstörung sind:

- Das Unverständnis, mit dem die betroffene Psyche ihrem körperlichen Leid gegenübersteht (»Wenn es wenigstens eine körperliche Erkrankung wäre – dann wüsste ich, woran ich bin«).
- Die Beziehung der Psyche zu ihrem Körper nimmt feindliche Züge an. Viele Patienten liegen am Ende im Kampf mit oder gegen das ihre Beschwerden produzierende Soma. Sie sind voller Misstrauen gegenüber den betroffenen Organen oder ihrem gesamten Körper. Das besondere an dieser feindlichen Beziehung: Anders als bei anderen Partnern kann sich die Psyche von ihrem Soma nicht trennen.
- Mit dem Unverständnis und dem Kampf verbunden ist ein Mangel an Wissen über den natürlichen Zusammenhang zwischen körperlichen und seelischen Vorgängen (weshalb wir das hier im Buch präsentieren). Oft können ja nicht einmal Experten ihren Patienten erklären, warum starke körperliche Beschwerden keine organische Ursache haben. Manche flüchten sich dann in das Modell der »psychischen Krankheit« hinter dem körperlichen Symptom, was dieser Beziehungsstörung aber nicht hilft und sie oft noch verschlimmert.
- Am Ende einer solchen Beziehungsstörung zwischen Soma und Psyche steht oft die Abhängigkeit des Patienten von Experten. Über die Zeit bildet

sich eine Krankenrolle heraus. Viele Patienten sind über Jahre von Arzt zu Arzt unterwegs. In ihrer Abhängigkeit von Experten vertrauen Patienten vordergründigen Versprechungen von Heilung in der Werbung, die regelrechte Wundermittel für alle möglichen Störungen anbieten.

- Zur Beziehungsstörung gehört schließlich auch die »Entweder-oder-Falle«: Man glaubt, ein Leid sei entweder rein organisch oder rein seelisch verursacht – als könne nur eines »wahr« sein. Oft vertritt ein Experte (z. B. ein Arzt) dann die eine, ein anderer (z. B. ein Psychologe) die andere Seite! Der Patient steht dann dazwischen oder bezieht bei jedem die »Gegenposition«!

**ÜBUNG**

### Selbsttest: Bin ich »psychosomatisch krank«?

Zur psychosomatischen Krankheit gehören zwar notwendig körperliche Beschwerden. Das unterscheidet sie aber nicht von rein organischen Krankheiten. Das Wesensmerkmal der psychosomatischen Krankheit ist die gestörte Beziehung zwischen Psyche und Soma. Diese Beziehungsstörung wird dauerhaft erlebt. Und die Versuche der Psyche, diese Störung zu beenden, verschlimmert diese. Die folgenden drei Fragen sind ein einfacher Test:

- Ist Ihre Psyche erheblich beeinträchtigt, besorgt oder belastet von den Vorgängen in Ihrem Körper? Wenn ja: Wie genau?
- Wiederholt sich das immer wieder? Wenn ja, was genau wiederholt sich da im Körper und vor allem in der Psyche?
- Lassen sich für diese Vorgänge im Soma keine anderen medizinischen Erklärungen finden, die zu organischer Therapie und Heilung führen würden?

Wenn Sie dreimal mit Ja geantwortet haben, deutet das auf eine psychosomatische Krankheit hin.

## Der »Wiederholungszwang«

Es gibt ein Gesetz, das für alle Beziehungen gilt – für die zwischen Menschen und für die zwischen der Psyche und ihrem Körper: das Gesetz der Wiederholung. Was eingeschliffen ist, wiederholt sich von selbst. In der Welt der Psyche wie in der sozialen Welt wird daraus ein regelrechter »Wiederholungszwang«. Dem kann man zwar entrinnen, das ist auch das Ziel unseres Buches, dazu muss man ihn aber erst mal erkennen.

Hier geht es um die Wiederholung von Dingen, die sich
- im Körper selbst und
- zwischen Psyche und Körper und
- vor allem in der Psyche selbst abspielen.

Für das, was sich da wiederholt, sucht man dann Erklärungen (sonst könnte es ja einfach ein Zufall gewesen sein). Das gilt vor allem für Schlechtes. Bei Psyche und Körper funktioniert die Wiederholung nur, wenn beide Seiten mitspielen. Ein Partner allein kann nicht streiten, wenn der andere nicht mitmacht. Und wenn einer anfängt, machen beide in »eingeschliffener« Weise weiter. Normalerweise verlangt die eine Seite dann von der anderen, sich zu ändern. Dieses Gesetz der Gegenseitigkeit hat aber auch eine wertvolle Kehrseite: Wenn eine Seite »aussteigt«, wird sich auch die andere Seite über kurz oder lang etwas Neues einfallen lassen müssen. Das können wir bei psychosomatischen Krankheiten 1:1 auf die Beziehung zwischen Psyche und Körper übertragen. Zum einen liegen natürlich auf der Seite des Körpers Wiederholungen vor: Die Körperbeschwerden, über die sich die Psyche aufregt. Nur wenn sie wieder und wieder kommen, werden sie für die Psyche zum Problem.

## Die Wiederholungszwänge der Psyche

Aber auch der Patient bzw. seine Psyche verhält sich in der Krankheit immer gleich:
- Die Wahrnehmung der Psyche richtet sich auf das Symptom und nicht auf das, was im Körper gesund und wohltuend ist.
- Der »Lösungsvorschlag« der Psyche lautet immer: Ändere du dich, Soma!
- Wenn im Körper einmal »nichts« los ist, wartet die Psyche auf die nächste Symptomattacke (und dann gilt leider auch hier das Gesetz der eingeschliffenen Wiederholung: Dann kommt sie auch!).
- »Arzt-Shopping«: Dieses nicht sehr schöne Wort beschreibt einen Wiederholungszwang in der Beziehung »Patient – Experten«: Man geht zum Arzt – der findet nichts – man geht zum nächsten – der findet etwas und man hat Hoffnung, was nicht lange hält – man geht zum nächsten usw.

Wir kennen alle diese Gesetze der Wiederholung. Man nimmt sich vor, »nächstes Mal« machen wir – oder mache ich »es« anders. Und dann geht es los und es läuft wie immer. Aber jeder hat auch Erfahrung damit, dass man aussteigen kann. Wie ein solcher Ausstieg im Reich der psychosomatischen Erkrankungen gelingt, behandeln wir im letzten Teil des Buches ab S. 135.

Info

### Krankheitsverhaltensweisen

Man spricht in diesem Zusammenhang auch von »Krankheitsverhaltensweisen«. Dazu gehören: wiederholtes Checken des eigenen Körpers, ständige Gesundheitssorgen, Wiederholung von Arztbesuchen, Medikamenteneinnahmen sowie starkes Schonungsverhalten. Darauf reagiert der Körper dann mit genau den Symptomen, die man weghaben will. Das regt die Psyche dann wieder zu ihrem Krankheitsverhalten an usw. Hier entsteht also ein Kreislauf. Egal, welcher Stress oder welche Belastung für Soma, für Psyche oder für beide diesen Kreis ursprünglich in Gang gebracht hat: Die ständig wiederholten »Krankheitsverhaltensweisen« der Psyche halten den Teufelskreis aufrecht. Er erzeugt Ruhelosigkeit, Schlafstörungen, Grübeln, körperliche Schonung und sozialen Rückzug.

# Somatoforme Störungen und Hypochondrie

Auch wenn das Spektrum möglicher körperlichen Beschwerden bei psychosomatischen Krankheiten sehr breit ist – was angesichts der Komplexität der vielen Organe und ihren Kooperationen ja nicht verwundert –, gibt es doch häufig vorkommende Typen von Beschwerdemustern, die sich gut unterscheiden lassen. Jeder dieser Typen erhält von Ärzten oder Psychotherapeuten dann eine spezielle Diagnose.

- Stehen die körperlichen Beschwerden selbst im Vordergrund, wird von somatoformen Störungen gesprochen.
- Steht eher die (über-)ängstliche Beobachtung des Körpers durch die Psyche im Vordergrund, spricht man von Hypochondrie.

Da beide Begriffe heute gängig und gebräuchlich sind und betroffene Patienten wissen sollten, was damit gemeint ist, sind hier einige nähere Informationen zu diesen beiden Krankheitstypen angebracht.

## Wann spricht man von somatoformen Störungen?

Das sind zunächst einfach alle körperlichen Beschwerden, die sich nicht oder nicht ausreichend durch organmedizinische Befunde erklären lassen und die den Patienten mindestens sechs Monate lang erheblich beeinträchtigen. Wir hatten ja schon darauf hingewiesen: Ohne Wiederholung keine Krankheit! Das alltägliche Befinden ist immer wieder durch körperliche Symptome beeinträchtigt wie z. B. durch Juckreiz, Gelenkbeschwerden, Bauchgrimmen, »Herzstiche«. Geschieht das nur einmal oder nur gelegentlich, vergessen wir es wieder. Somatoforme Störungen bekommen dagegen wegen ihrer Intensität und ihren Wiederholungen einen quälenden Charakter.

Experten unterscheiden innerhalb dieser Gruppe dann weiter folgende Störungstypen auf Seiten des Soma, die sich auch überschneiden können:

**Allgemeine Somatisierungsstörung.** Kennzeichnend ist hier der ständige Wechsel von vielfältigen Symptomen in verschiedenen Organbereichen.

**Somatoforme autonome Störung.** Die »störenden Organsysteme« bleiben hier über die Zeit hinweg die gleichen; es sind die, die vom »vegetativen Nervensystem« (siehe S. 48) gesteuert werden. Dazu gehören alle Störungen aus den Bereichen der sogenannten »unwillkürlichen Muskulatur«, der Lunge (z. B. Atemnot), des Herzens (z. B. beschleunigter Puls), der Drüsen (z. B. starkes Schwitzen) und der Blase (z. B. ständiger Harndrang).

**Somatoforme Schmerzstörung.** Diese Diagnose wird gestellt, wenn Schmerzen – vor allem im Bewegungsapparat – ohne organische Ursache das ganze Beschwerdebild bestimmen.

# Grundlagen

| Häufige somatoforme bzw. vegetative Störungen. | |
|---|---|
| Kreislauf | ▪ Regulationsstörungen mit zu niedrigem Blutdruck, Schwindel beim Aufstehen und Neigung zum »Umkippen« (hypotone oder orthostatische Dysregulation, synkopale Anfälle), Schwindel<br>▪ vegetative Herzrhythmusstörungen wie Herzstolpern und -jagen (Extrasystolen, Tachykardie)<br>▪ Schmerzen und Engegefühl in der Brust |
| Atmung | ▪ Kloßgefühl im Hals<br>▪ Atembeklemmung<br>▪ zu schnelle und starke Atmung, gelegentlich mit Muskelkrämpfen (Hyperventilationstetanie) |
| Verdauung | ▪ Übelkeit und Erbrechen<br>▪ Magen- oder Bauchschmerzen<br>▪ Sodbrennen<br>▪ Völlegefühl (Meteorismus)<br>▪ Durchfall (Diarrhoe)<br>▪ Verstopfung (Obstipation) |
| Harn- und Geschlechtsorgane | ▪ nächtliches Einnässen (Enuresis nocturna)<br>▪ Menstruationsbeschwerden (Dysmenorrhoe)<br>▪ sexuelle Funktionsstörungen<br>▪ Blasenschmerzen, ständiger Harndrang<br>▪ Prostatabeschwerden, Hodenschmerzen |
| Haut | ▪ Juckreiz (psychogener Pruritus)<br>▪ Kribbelempfindungen |
| Bewegungsapparat | ▪ Bewegungsschmerz und Verspannung der Muskulatur im Schulter-, Arm-, Wirbelsäulenbereich oder in den Beinen |
| Kopf | ▪ Migräne, Spannungskopfschmerzen |

### Wann spricht man von Hypochondrie?

Bei der Hypochondrie steht die Krankheitsangst selbst im Mittelpunkt des Geschehens. Die Psyche des »Hypochonders« ist das Gegenteil zu der von Menschen, die gelassen oder gar bis zur Selbstgefährdung gleichgültig auf Irritationen oder Beschwerden ihres Körpers reagieren. Hypochonder beobachten ihren Körper beständig und ängstlich. Bei geringfügigen körperlichen Beschwerden befürchten sie eine schlimme Krankheit. Dabei neigen sie zu einer ganz besonderen Art des Wiederholungszwanges: zu ständig weiterer Selbstbeobachtung und zu häufigen Arztkontakten, um ihre Krankheitstheorie bestätigen oder widerlegen zu lassen.

Damit zentrieren Hypochonder ihre gesamte Aufmerksamkeit auf körperliche »Krankheitszeichen« und haben für andere Beobachtungen, Gedanken und Gefühle keine Kapazität mehr. Die Psyche des Hypochonders kommt nicht zur Ruhe, kann nichts mehr so recht genießen und kann sich in der sozialen Welt fast nur noch über mögliche körperliche Krankheiten unterhalten.

Info

### Hypochonder werden von der Angst vor lebensbedrohlichen Erkrankungen beherrscht

Im Unterschied zu den anderen somatoformen Störungen sind bei der Hypochondrie nicht reale aktuelle Beschwerden selbst im Vordergrund, sondern die Angst vor schweren lebensbedrohlichen Erkrankungen wie Herzinfarkt oder Krebs. Hypochondrie ist also eine »hausgemachte Krankheit« der Psyche, der Körper liefert nur die Anlässe zur Sorge der Psyche.

## Was meinen Martin, Nora, Oliver und Doris?

Und wie reagieren unsere Betroffenen auf diese doch recht starken »Theorien«?

**Martin** ist nachdenklich in sich versunken.

**Nora** ist erleichtert, weil ihr das »Psychosomatische« nun etwas verständlicher geworden ist und sie ihren Freunden und Verwandten endlich erklären könnte, dass dies absolut nichts mit »psychisch krank« oder Verrücktheit zu tun hat.

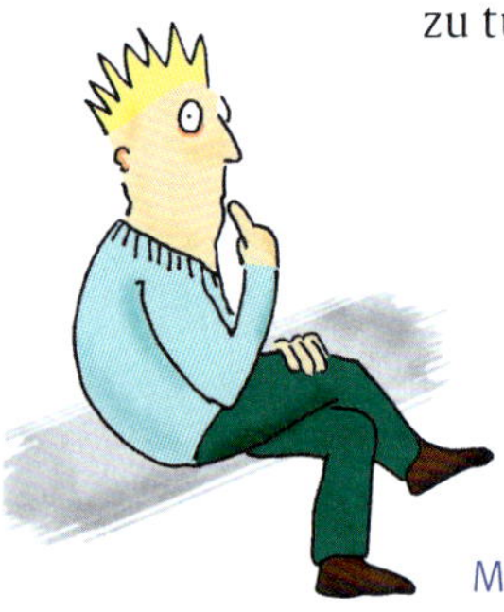

Martin ist nachdenklich ...

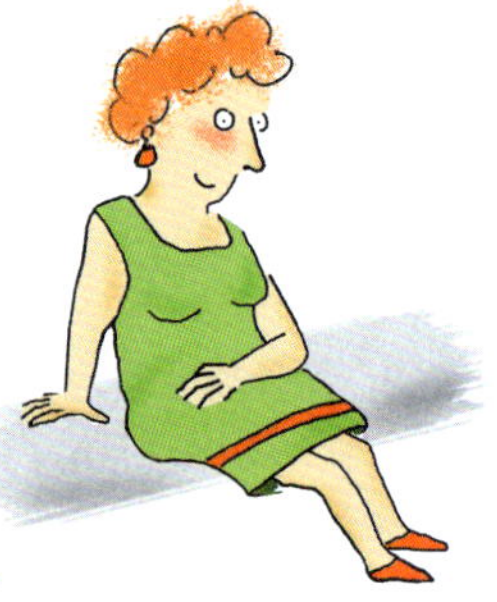

Nora ist erleichtert ...

**Oliver** fragt ungeduldig, was ihm als Patienten das ganze Theoretisieren und Philosophieren der Experten bringen soll. Er will keine Vorlesung, sondern Hilfe und Heilung.

**Doris** wirkt brummelig und verschlossen. Sie findet das alles irgendwie banal und will nicht glauben, dass das für sie und ihren Kopfschmerz irgendeine Bedeutung hätte.

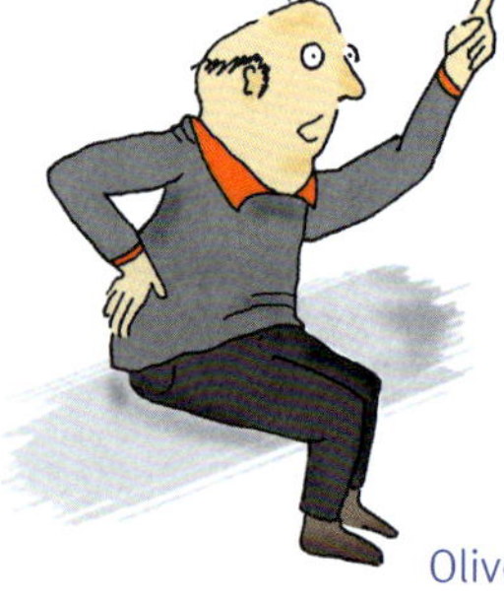

Oliver fragt ungeduldig ...

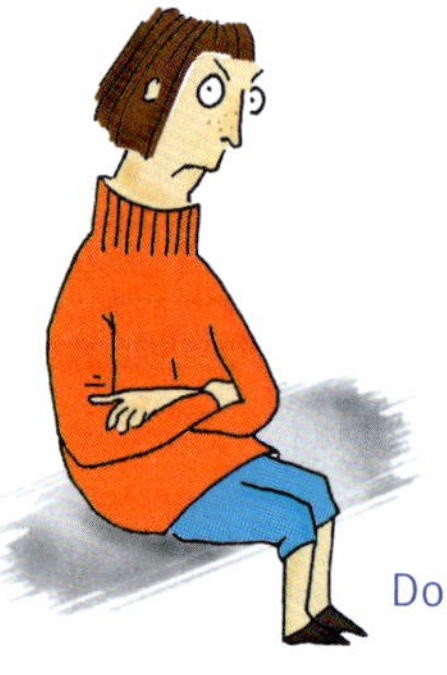

Doris wirkt brummelig ...

**Die Experten:** »Man sieht: Jede Psyche reagiert hier anders. Und jede will und soll ernst genommen und darauf aufgebaut werden: auf Martins Stille, Noras Freude, Olivers Ungeduld und Doris Zweifel.

Für uns Experten ist das eine zwiespältige Aufgabe. Es gilt zum einen, sich weder von Oliver zur Hektik schneller und dann meist voreiliger Lösungsvorschläge verführen zu lassen (das kennen die Patienten doch schon: ›Der rasche Routinerat wirkt nur kurz!‹), zum anderen dürfen wir auch nicht angesichts der Freude von Patienten wie Nora die Hände in den Schoß legen. Wir sollten uns nicht von zweifelnden Patienten wie Doris frustriert zurückziehen. Und wir dürfen die stillen Patienten wie Martin nicht übersehen. Wir gehen nun den nächsten Schritt ›in das Soma hinein‹. Sehen wir uns an, was dort im Körper rund um die psychosomatischen Beschwerden geschieht. Eine Redewendung heißt, wenn es um Psyche und Soma geht: ›Ich hab's an den Nerven!‹ Beginnen wir also mit den Nerven.«

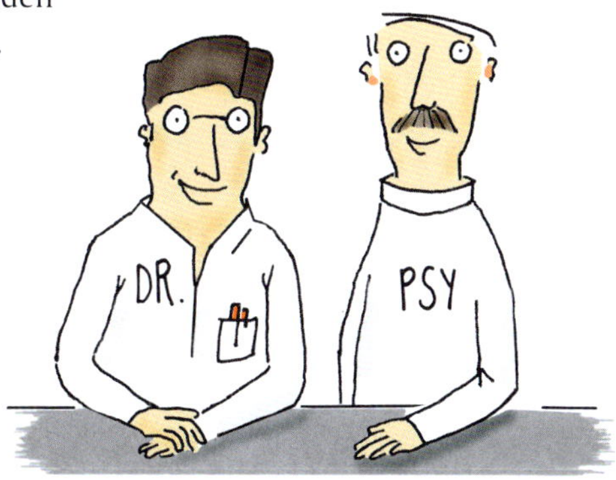

# Gehirn und Nervensystem

Das Verständnis des Nervensystems gehört zu den spannendsten Kapiteln in der Psychosomatik. Manche sehen es im Sinne des Zweiweltenmodells (Psyche und Soma sind zwei verschiedene Welten) so, dass Seele und Geist als eine der Welten das Gehirn als Materie der anderen Welt benutzen. Andere lehnen eine solche metaphysische oder religiöse Sichtweise ab und glauben, dass im Grunde alles eine Welt, z.B. eine rein materielle ist und dass deshalb auch seelisches Erleben im Grunde nichts anderes ist als ein biochemischer Vorgang. Wir haben dieses Thema schon in unserem Dreiweltenmodell im vorangehenden Kapitel behandelt. Wenn auch nicht allein – Hormone spielen eine ähnliche Rolle – so steht das Nervensystem mit seinen zahlreichen elektrochemischen Verbindungen doch im Zentrum dieser Nahtstelle zwischen Psyche und Soma. Das Gehirn ist das »Organ«, mit und in dem wir wahrnehmen, fühlen, denken sowie Körper und Verhalten steuern. Es überwacht auch die Arbeit aller inneren Organe und wird deshalb ständig über deren Zustand sowie über die äußere Umwelt informiert. Man könnte es also als die zentrale Schaltstelle des Körpers bezeichnen. Um dies genauer zu verstehen, wollen wir zunächst einmal die organischen Grundlagen dieser Zentrale darstellen.

## Aufbau und Struktur des Gehirns

An der höchsten Stelle unseres Körpers, und ihn scheinbar beherrschend, liegt das Gehirn, von einer harten Knochenschale umhüllt, um es vor Verletzungen zu schützen. Das Gehirn selbst ist eine relativ weiche, weiß-graue Masse. Seine Oberfläche ist von vielfältigen Furchen durchzogen. Wie in der Abbildung zu erkennen, lässt es sich in vier große Bereiche unterteilen: Großhirn, Zwischenhirn, Stammhirn und Kleinhirn.

Das Großhirn des Menschen ist wesentlich stärker entwickelt als das von Tieren. Es umhüllt wie eine Kappe die anderen Bereiche des Gehirns und ist in eine linke und eine rechte Hälfte unterteilt. Es besteht aus Milliarden von Nervenzellen, die in vielfältiger Weise über kurze und lange Äste in einem

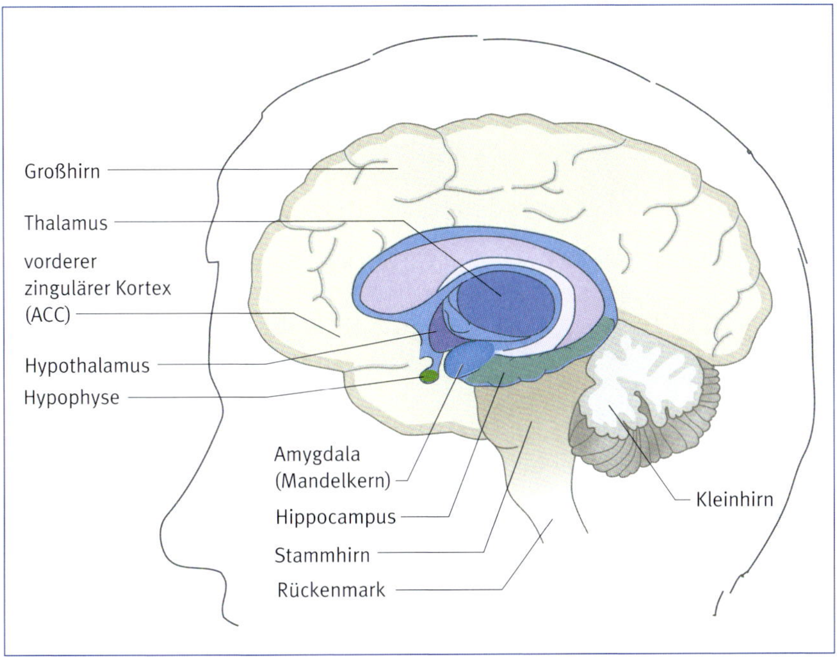


▲ Aufbau des Gehirns; welche Rolle die unterschiedlichen Strukturen spielen, wird im Text erklärt.

dichten Geflecht miteinander verbunden sind. Viele Jahre war man bemüht herauszufinden, welche Teile des Gehirns welche Aufgabe erfüllen. Heute weiß man, dass eine solche einfache Zuordnung nicht genügt. Alle Gehirnbereiche sind sehr eng miteinander vernetzt und bei allen Aufgaben sind mehrere Gehirnbereiche gleichzeitig aktiviert. Man vergleicht die Aktivität des Gehirns deshalb eher mit den unterschiedlich erleuchteten Kerzen eines Weihnachtsbaums als mit einer Tischlampe.

## Im Großhirn findet das Denken, Lernen und bewusste Wahrnehmen statt

Das Großhirn hat vielfältige Aufgaben:

- Die Wahrnehmung, Speicherung und Verarbeitung aller Informationen, die aus den Sinnesorganen (Gehör, Auge, Tastsinn, Geschmack, Geruch) eintreffen.

- Es steuert zentral die Aktivität und Zusammenarbeit all unserer Muskeln.
- Im Großhirn findet das logische Denken ebenso statt wie musisches Empfinden und gestalterische Fantasie.
- Lernen, Langzeitgedächtnis, Aufmerksamkeitslenkung und Verhaltenssteuerung kann man ebenfalls dem Großhirn zuschreiben.
- Es ist der Sitz unseres Bewusstseins.

Dennoch laufen auch hier sehr viele Prozesse unbewusst ab. Die Grenzen zwischen bewusstem und unbewusstem Wahrnehmen sind überhaupt fließend. Einen knurrenden Magen kann man bewusst wahrnehmen. Wer aber gleichzeitig mit einer schwierigen Aufgabe beschäftigt ist, dem dringt dieses Knurren nicht ins Bewusstsein, um ihn nicht davon abzulenken. Die Frage, ob uns etwas bewusst wird oder nicht, hängt deshalb sowohl von der Stärke des Reizes wie von dessen Verarbeitung ab.

## Das Zwischenhirn ist die Gefühlsschaltzentrale

Das Zwischenhirn ist vom Großhirn vollständig umhüllt. Es besteht aus mehreren Knoten und Strängen, die untereinander und mit anderen Gehirnteilen vielfach verknüpft sind.

Alle Informationen, die wir über unsere Sinnesorgane erhalten, werden hier erstmal auf ihre Bedeutung hin »gefiltert«, insbesondere ob sie gefährdenden Charakter haben und uns an frühere negative oder positive Erfahrungen erinnern. Entsprechend reagieren wir gefühlsmäßig in Bruchteilen einer Sekunde mit den Zentren der Gefühlsreaktionen (z. B. für Wut und Angst, sowie für sexuelle Erregung, Hunger und Durst). Die Struktur des Zwischenhirns unterscheidet sich kaum von dem eines anderen Säugetiers. Durch Versuche konnte man feststellen, dass elektrische Reizungen einzelner dieser Areale Aggressionen und andere Gefühle auslösen bzw. hemmen.

Sie reagieren in engem Zusammenspiel mit anderen Gehirnteilen, insbesondere jenen Zentren, die über das sogenannte vegetative Nervensystem (siehe S. 48) die Tätigkeit unserer inneren Organe (z. B. Herzschlag, Verdauung, Durchblutung und Schweißbildung) steuern.

### Das Stammhirn steuert die elementaren Lebensfunktionen

Das Stammhirn befindet sich am Übergang vom Gehirn zum Rückenmark. Es steuert elementare Lebensfunktionen wie Kreislauf, Atmung, Temperatur und Schlaf-wach-Rhythmus. Hier findet sich auch das ständig mehr oder weniger aktive Zentrum für die Schmerzhemmung. Ist nach einer schweren Schädel-Hirn-Verletzung nur noch dieses Stammhirn erhalten, bleibt ein Mensch immer noch lebensfähig, ist aber vollständig pflegeabhängig. Er kann sich nicht bewegen, nicht denken, keinen Kontakt zur Umwelt aufnehmen und muss künstlich ernährt werden.

### Das Kleinhirn koordiniert unsere Bewegungen

Das Kleinhirn ist ein »Anhang« des Gehirns und dient vor allem dem geordneten Zusammenwirken der Muskeln, und der harmonischen Ausführung der Bewegungen und dem Unterscheiden, ob Empfindungen durch einen selbst oder von außen ausgelöst sind. Es unterdrückt deshalb z. B. eine stärkere Reaktion, wenn wir uns selbst zu kitzeln versuchen.

## Rechts- und Linkshirnigkeit – Gefühl kontra Logik?

Das Großhirn ist in eine linke und eine rechte Hälfte unterteilt. Obgleich äußerlich identisch, unterscheiden sich diese Teile erheblich in ihrer Funktion voneinander. Das linke Hirn ist zuständig für die Sprache und das logische Denken. Die Leistungen der rechten Hälfte sind nicht sprachlicher Natur. So dominiert im linken Teil logisch-analytisches, im rechten räumlich-bildhaftes, intuitives und ganzheitliches Denken und Begreifen. Mit den Fähigkeiten der rechten Hirnhälfte kann man z. B. spontan erkennen, dass an einem Menschen, den man längere Zeit nicht gesehen hat, etwas verändert ist, und erst viel später kommt man durch logisches Denken darauf, dass er inzwischen keinen Bart mehr trägt. Künstlerische Empfindungen »sitzen« in der rechten Seite – auch alltägliche wie z. B. die Fähigkeit, Melodien zu singen oder zu erkennen.

Diese »Spaltung« des Gehirns kann zu Spannungen führen, wenn wir mit dem logischen Denken der linken Gehirnhälfte unbedingt verstehen oder beeinflussen wollen, was in der rechten entstanden ist (z. B. Traurigkeit bei einem bestimmten Musikstück oder Angst in einem vollen Kaufhaus).

Eine solche Spannung kann sich qualvoll zuspitzen, wenn eine Seite die andere dauerhaft bekämpfen oder unterdrücken will oder muss: Wenn z.B. das rechte Hirn »spürt«, dass in einer Gruppe »etwas nicht stimmt« und deshalb »emotional« wird, um dann aber vom eigenen und/oder anderen »linken Hirnen« eine Salve logischer Argumente zu erhalten, es sehe die Sache »zu emotional« und liege deshalb (?!) »falsch«.

Vor allem Frauen werden auf diese Weise in vielen Situationen dazu verführt, ihrem intuitiven Gespür für das, was »eigentlich los ist«, zu misstrauen und es schließlich zugunsten der »öffentlichen Logik« (linkes Hirn) zu opfern – aus Angst, sonst die Anerkennung der Logiker zu verlieren. Die Verknüpfung der rechten Hälfte zu tieferen Hirnstrukturen und schließlich zu den Organen lässt sich aber nicht wegargumentieren. Deshalb beleben gerade diese »unterdrückten« rechtshirnigen Erkenntnisse und Gefühle über Nervenstränge und Hormone unsere Körperorgane und bewirken Spannungen, Herzrasen, Durchfall usw. Der erfolglose Versuch, diese bzw. die dazugehörenden bildlich-ganzheitlichen Vorgänge im Sinne der Logik bewusst zu »erklären« (vor allem wenn damit eigentlich gemeint ist, sie zu beseitigen!), führt wiederum zu Ärger und Enttäuschung – was die Organe noch mehr aktiviert!

Tipp

### Eine Balance zwischen beiden Hirnhälften herstellen

In einem psychosomatischen Heilungsprozess gilt es, die intuitiven Kräfte der rechten Hirnhälfte deshalb ernst zu nehmen, ohne – wie es leider auch oft geschieht – nun seinerseits alle linkshirnig-logischen abzuwerten.
Es ist anzunehmen, dass psychosomatisch Erkrankte das Denken ihrer linken Hirnhälfte mehr nutzen als die Intuition ihrer rechten. Es gibt aber auch übermäßig gefühlsbetonte Menschen, die sich deshalb im Leben schlecht zurechtfinden. Therapie kann in diesen Fällen bedeuten, die vernachlässigte Hirnhälfte verstärkt einzusetzen und eine sich gegenseitig befruchtende Balance zwischen beiden herzustellen.

## Rückenmark und peripheres Nervensystem

Das Rückenmark verbindet unser Gehirn mit dem restlichen Körper. Es wird von den Knochen der Wirbelsäule schützend umhüllt und ist in ein schmetterlingsförmiges graues Zentrum sowie eine weiß gefärbte Umgebung unterteilt. In Letzterer ziehen die langen Nervenbahnen auf und ab, im zentralen Grau sitzen Milliarden von Umschaltstellen zwischen den Nervenbahnen.

Die meisten Nervenerregungen werden hier auf ihrem Weg zum Gehirn (z. B. nach schmerzhafter Reizung der Haut) mehrfach umgeschaltet, bis sie schließlich das Großhirn und somit unser Bewusstsein erreichen. Zwischen den einzelnen Wirbelkörpern treten die Nerven als gebündelte Stränge ein und aus und verteilen sich dann im gesamten Körper. Sollte durch einen Unfall das Rückenmark schwer verletzt werden, kann es unterhalb dieses Abschnittes zu einer Lähmung, zu Gefühllosigkeit und zu einem Verlust der Regulation von Darm- und Blasentätigkeit kommen.

## Die Funktionen des Nervensystems

Außer in verschiedene Strukturen (Anatomie) können wir das Nervensystem auch nach seinen Aufgabenbereichen (Funktionen) unterteilen in ein motorisches, ein sensibles und ein vegetatives.

### Das motorische Nervensystem steuert die Muskulatur

Über das motorische Nervensystem regulieren wir bewusst oder reflexhaft die gesamte Muskulatur und damit Bewegung und Haltung. Die Zentrale dieser Motorik befindet sich in den mittleren Windungen der beiden Großhirnhälften. Dabei steuert die rechte die Muskulatur der linken Körperseite, die linke jene der rechten Seite. In der Regel dominiert die linke Gehirnhälfte über die rechte, weshalb die meisten Menschen rechtsseitig geschickter und kräftiger sind. Wir sprechen dann von Rechtshändern.

Von dieser Zentrale laufen Nervenfasern über das Rückenmark, werden dort umgeschaltet und gelangen schließlich über die motorischen Nerven zu den Muskeln. Diese Nervenbahnen können wir erregen, wenn wir uns z. B. vornehmen, gezielt den rechten Daumen zu bewegen. Die Mehrheit unserer ständigen Muskelarbeit wird aber unbewusst durch Reflexe gesteuert. Auch bei bewusster oder intuitiver Wahrnehmung einer Gefahr werden viele Muskeln reflexartig zusammengezogen: Etwa jene des Brustkorbs oder des Bauches, wenn wir befürchten, dort verletzt zu werden. Die Muskulatur der Wirbelsäule kann sich so z.B. unbewusst verspannen, um »aufrecht« einer Gefahr zu begegnen.

## Das sensible Nervensystem leitet Sinnesreize weiter

Das sensible Nervensystem leitet Informationen aus dem Körperinneren und aus den Sinnesorganen (Geschmack, Gehör, Geruch, Sehen und Tasten) an die Gehirnzentrale weiter. In jedem Moment laufen so im Gehirn Tausende von »Nachrichten« ein, die wir nicht alle bewusst verarbeiten können. Nur wenn wir unsere Aufmerksamkeit auf einen bestimmten Bereich konzentrieren, treten Informationen daraus in unser Bewusstsein. (Für Sie als Leser zurzeit aus dem visuellen Bereich. Schalten Sie »um« auf Geräusche, wird Ihnen jetzt vielleicht das Ticken einer Uhr, Glockenläuten, Vogelzwitschern oder – weniger schön – Verkehrslärm bewusst.)

Auf viele Reize reagieren wir spontan mit »vernünftigem« Verhalten. So veranlasst uns die Kälte der Nacht, auch im Schlaf ganz unter die Decke zu kriechen und uns so zu wärmen. Erst wenn dies nicht mehr ausreicht, wachen wir frierend auf und holen uns eine weitere Decke.

## Das vegetative Nervensystem steuert die inneren Organe

Unsere inneren Organe (Herz, Kreislauf, Lunge, Magen, Darm, Schweißdrüsen, Sexualorgane usw.) werden außer über Hormone vor allem über das vegetative Nervensystem gesteuert. Dieses wird auch das unwillkürliche oder autonome Nervensystem genannt, weil wir unsere inneren Organe nicht willentlich beeinflussen können. Für psychosomatische Beschwerden ist dieses System besonders wichtig, weil darüber die meisten Störungen erzeugt bzw. durch unser eigenes Verhalten beeinflusst werden können. Dies geschieht aber nicht direkt und willkürlich, sondern indirekt und – wie manche sagen – »unbewusst«.

In der Abb. auf S. 50 sehen wir, wie die einzelnen Organe über das vegetative Nervensystem mit dem Rückenmark und schließlich mit dem Hirn verbunden sind. Dabei werden zwei Systeme unterschieden, die auch verschiedenen Stellen des Rückenmarks entspringen: Sympathikus und Parasympathikus. Sie repräsentieren im Nervensystem eine Einheit von Gegensätzen, die wir in Natur und Technik universell finden: Aktivität und Passivität. Jede Maschine braucht letztlich zwei Arten von Steuerung: eine, die ihre Aktion beschleunigt und eine, die sie hemmt. Beim Auto sind dies Gaspedal und Bremse. Die Balance zwischen Gegensätzen – Tag und Nacht, laut und leise, Geben und Nehmen usw. – gehört zu den grundlegenden Ordnungsprinzipien unserer Welt, also auch der Organe: Ruhe geht dem Sturm voraus, Flut folgt der Ebbe, im Winter ruht die Natur, um im Frühling erneut zu erwachen und zu blühen.

## Sympathikus und Parasympathikus sind natürliche Gegenspieler

Dieses Prinzip schlägt sich im Nervensystem in zwei Arten von Nervensträngen nieder. Die eine aktiviert das einzelne Organ, die andere hemmt es. Etwas vereinfacht kann man sagen, dass das sympathische Nervensystem oberhalb des Zwerchfells aktivierend wirkt, also insbesondere auf Lunge, Herz und Kreislauf und unterhalb des Zwerchfells hemmend, also insbesondere auf die Magen- und Darmfunktion. Umgekehrt verhält es sich mit dem parasympathischen Nervensystem. Wenn wir geistig oder körperlich aktiv sind, entspricht dies einer Überaktivität im sympathischen Nervensystem. Wenn wir in Ruhe sind, überwiegt die Aktivität des Parasympathikus. Beide pendeln sich auf Dauer wie eine Waage gegeneinander aus. Werden sie nicht gestört, folgen sie dabei einem ganz natürlichen Rhythmus: Tags dominiert eher der Sympathikus, nachts der Parasympathikus.

Tipp

### Ruhe und Aktivität müssen sich abwechseln

Gesundes seelisches und körperliches Leben setzt eine Ausgewogenheit von Aktivität und Ruhe, von Spannung und Schonung sowie deren Anpassung an natürliche Rhythmen voraus. Wie immer sind Extreme letztlich schädlich.

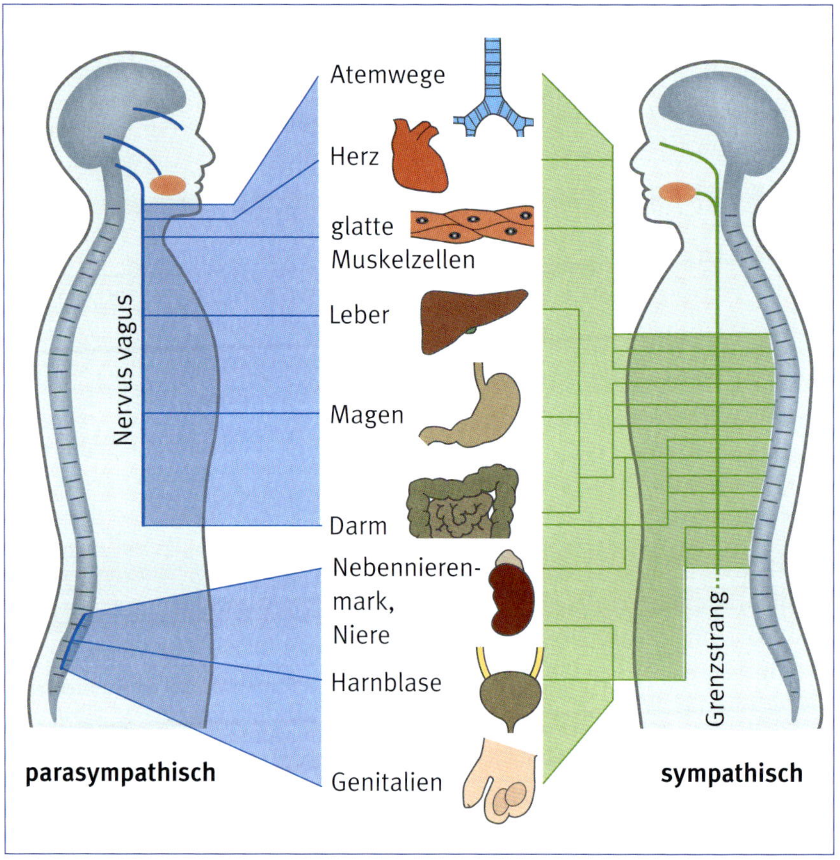


▲ Die inneren Organe werden vom vegetativen Nervensystem gesteuert, wobei Parasympatikus und Sympatikus als Gegenspieler wirken.

## Wie man das vegetative Nervensystem beeinflussen kann

Andererseits können wir über diese Nervenbahnen auch gezielt Einfluss auf einzelne Organe nehmen. Durch Arbeit (geistige oder körperliche) bzw. Ruhe und Entspannung aktivieren oder hemmen wir einzelne Körperorgane. Anders als bei der gezielten Bewegung einer Hand üben wir solche Einflüsse aber (z.B. auf die Herztätigkeit) eher zeitlich verzögert und in ihrer Wirkung breiter gefächert aus.

Info

## Wie funktioniert die Nervenerregung?

**Nervenbahnen.** Wir können uns die Nerven vereinfacht als Bahnen vorstellen, die Strom leiten. Manche Nervenbahnen sind sehr kurz (z.B. innerhalb des Gehirns), andere sehr lang, z.B. vom motorischen Zentrum im Hirn bis zur Fußspitze; dennoch muss die Übertragung von Impulsen auf diesem Weg zwei- bis dreimal umgeschaltet werden.

**Nervenzelle.** Jede Nervenzelle kann selbst Informationen aufnehmen, verarbeiten und weitergeben. Die Erregungsübertragung findet in den Spalten (Synapsen) zwischen den aufeinandertreffenden Endigungen solcher Nervenbahnen statt. Dort werden Botenstoffe (»Transmittersubstanzen« = Übermittler) in den Spalt zwischen den beiden Nerven ausgeschüttet. Wie Schlüssel finden sie beim anderen Nerv ihre Schlösser (Rezeptoren) und bewirken dort eine entsprechende Erregung.

**Transmitter.** Es gibt eine Vielzahl verschiedenster Transmittersubstanzen; alle haben ihre ganz bestimmte Wirkung. Den meisten ist sicher das Adrenalin bekannt, die Transmittersubstanz des sympathischen Nervensystems. Dieses kann bei allgemeiner Erregung auch über das sogenannte Nebennierenmark in das gesamte Blut ausgeschüttet werden und so eine sofortige Erregung aller sympathischen Rezeptoren auslösen. Manche Transmittersubstanzen wirken auf die Nerven aktivierend, andere dämpfend.

**Medikamente.** Viele Medikamente greifen an dieser Stelle ein. Sie können die Weiterleitung von solchen Informationen »dämpfen« und zur »Beruhigung« beitragen, indem sie die Wirkung einzelner Transmittersubstanzen fördern oder hemmen. Wenn aber ständig entsprechende Medikamente genommen werden, verlieren sie mit der Zeit ihre Wirkung, da sich der Körper an sie gewöhnt und entsprechend mehr Transmittersubstanzen bildet, um seine Erregung weiterzugeben. Werden die Medikamente abgesetzt, nimmt die Erregung zunächst zu, bis sie sich wieder auf einem neuen Gleichgewicht eingependelt hat.

Jedes Organ braucht für seine Aufgaben Phasen der Aktivität und Phasen der Ruhe. Organe, die durch den Parasympathikus angeregt werden, sind umso aktiver, je mehr der Mensch als Ganzes zur Ruhe kommt: z.B. Blase, Uterus, Magen und Darm. Damit diese Organe ihre Funktion erfüllen können, brauchen wir selbst also Phasen der Entspannung. Muskeln, Herz und Blutdruck dagegen sind bei Sympathikuserregung aktiv, also bei geistiger und körperlicher Tätigkeit. Ständige bewusste oder unbewusste Arbeit an ungelösten Problemen gehört natürlich zu »geistiger Arbeit« und kann daher z.B. die

Herztätigkeit dauerhaft erhöhen. Das sympathische Nervensystem reagiert sehr schnell, sehr leicht und schon während der inneren Vorbereitung auf eine Aktivität – bei einem 100-Meter-Lauf also schon lange vor dem Start. Diese Reaktion nennen wir »Bereitstellungsreaktion«. Sie ermöglicht den sofortigen maximalen Einsatz unseres gesamten Körpers, wenn es an der Zeit ist, läuft aber mitunter auch reflexartig in Situationen ab, in denen es eigentlich nicht nötig wäre, z.B. bei unangebrachter Angst.

Lediglich bei extremen Erregungszuständen kommt es zu einer gleichzeitigen Erregung von Sympathikus und Parasympathikus. So haben wir bei ausgeprägter Angst sowohl Herzklopfen als auch »Schiss« (Durchfall: Erregung des Darmes durch den Parasympathikus) oder müssen vor einer Prüfung häufig Wasser lassen (Parasympathikus). Auch beim Orgasmus sind sowohl Sympathikus als auch Parasympathikus gleichzeitig in Aktion.

## Wie die verschiedenen Teile zusammenspielen

Nie arbeitet ein Teil des Nervensystems isoliert; es handelt sich immer um eine »Kooperation«. Dazu ein Beispiel: Berühren wir eine Herdplatte, haben wir die Hand schon zurückgezogen, bevor uns die ganze Situation bewusst wird. Außerdem reagieren wir emotional. Ein Kind wird vielleicht schreien und weinen, ein Erwachsener erschrecken und sich über seine Unachtsamkeit ärgern. Solche emotionalen Reaktionen entstehen im Zwischenhirnbereich, werden aber auch von unserem bewussten Denken über die Situation beeinflusst. Die Erfahrung des Schmerzes bleibt als Erinnerung an dieses Ereignis gespeichert und wird dafür sorgen, dass wir daraus »lernen« – also heiße Platten vermeiden. Bei solchen Ereignissen wird unser sympathisches Nervensystem heftig erregt. Unser Körper ist in Alarmbereitschaft, da er sich gefährdet sieht; vielleicht verspüren wir neben dem Schmerz auch starkes Herzklopfen. An der Stelle der Verbrennung bewirken Hormone und unser vegetatives Nervensystem sofort eine übermäßige Durchblutung, sodass eine Rötung entsteht. So spielen Gefühle, Denken, Verhalten, Erinnern und Lernen sowie organische Reaktionen und die dafür maßgeblichen Nervensysteme zusammen.

Info

### Die Amygdala checkt alle Sinneseindrücke auf ihre »Gefährlichkeit«

Alle Informationen, die über unsere Sinnesorgane in das Gehirn eintreffen, werden über die Kerne der Amygdala (Mandelkerne, siehe Abb. auf S. 43) geleitet und dort auf ihre »Gefährlichkeit gecheckt«. Sobald diese Kerne reagieren, werden Hormone ausgeschüttet, die je nach Dosis mehr oder weniger starke Angstgefühle und vegetative Reaktionen auslösen. Gleichzeitig wird die Wahrnehmungsempfindlichkeit für alle sensiblen Systeme erhöht, das heißt wir werden geräuschempfindlicher, geruchsempfindlicher und auch empfindlicher für die Botschaften, die über die Schmerz- und Fühlnerven eintreffen.

**Schreckreaktion.** Während wir kurz zuvor vielleicht noch einem interessanten Gespräch gefolgt sind, spüren wir nach einer »Schreckreaktion« plötzlich unser Herz klopfen oder ein Bauchstechen. Im Körper hat sich nichts verändert, aber wir empfinden stärker und erleben das zusätzlich als beunruhigend (Teufelskreis). Im Extremfall, z. B. einer Vergewaltigung, ist die Panik so ausgeprägt, dass das Opfer nichts mehr fühlt und sich nicht bewegen kann. Die Amygdala schützt uns vor den überwältigenden Gefühlen und wir vergessen die Details der Gewalterfahrung.

**Erwartungen.** Die Mandelkerne sind wiederum stark von anderen Zentren des Gehirns beeinflusst, insbesondere von den Erwartungen und Überzeugungen eines Menschen. Ist der Reiz unbekannt und wir interpretieren ihn als gefährlich, springt das »Paniksystem« stärker an, als wenn wir ihn erwarten und als harmlos einstufen. So wird z. B. der Stich bei der Blutabnahme je nach Einstellung ganz unterschiedlich schlimm erlebt. Aber auch wenn die Beschwerde schon sehr häufig aufgetreten ist und der Betroffene diese wiederholt nicht einschätzen kann und nicht weiß, wie er sie wieder loswerden kann, reagiert die Amygdala immer heftiger.

## Gedanken, Bilder, Gefühle und körperliche Reaktionen sind eng verzahnt

Nun ein weniger schmerzhaftes Beispiel: Ein seit vielen Jahren beruflich erfolgreicher Mann trifft bei einem Einkaufsbummel einen Freund aus seiner Jugendzeit. Sie begrüßen sich freudig und unterhalten sich über ihre beruflichen Tätigkeiten (linke Hirnhälfte). Gleichzeitig erzeugt die rechte Gehirnhälfte bildhafte Erinnerungen an vergangene Tage und Erlebnisse: zuerst über die Ausgelassenheit jener Tage – dann aber über das Ende ihrer Freundschaft. Sie waren im Streit auseinandergegangen und hatten das nie geklärt. Sein

Organismus reagiert sofort auf diese Bilder: flaues Gefühl im Magen, schnellerer Atem, feuchte Hände – wie »damals«! Der vernünftige linke Gehirnteil nimmt diese körperlichen Vorgänge wahr, kann sie aber nicht »verstehen« und empfindet sie deshalb umso mehr als unangenehm und störend. Er beschließt intuitiv, diese Situation schnell zu verlassen. So betont er, er müsse noch dringend etwas erledigen und bedauere, nicht mehr Zeit zu haben. Dann geht er weiter. Nach einer Weile fühlt er sich wieder wohler und vergisst das Ganze.

An diesem Beispiel können wir verdeutlichen, wie eng die verschiedenen Bereiche des Nervensystems miteinander verbunden sind. Die Gefühlszentren werden durch Erinnerungen, Bilder oder Gedanken angeregt. Außerdem muss der Körper über das vegetative Nervensystem mitreagieren. Über Nerven und Hormone wird er in einen Zustand versetzt, als ob die Bilder für ihn Realität wären. Andererseits muss hier das linke Hirn die Kontrolle bewahren – wir können ja nicht zu jeder beliebigen Zeit »Vergangenheitsbewältigung« betreiben. Deshalb ist uns nur ein geringer Teil der Abläufe im Bereich des Nervensystems bewusst. Der Körper aber muss reagieren – und das nehmen viele leichter wahr (wenn nicht auch noch diese Sensibilität seitens der »Logik« verboten wird!). Deshalb ist es bei psychosomatischen Beschwerden wichtig, die den körperlichen Störungen vorausgehenden oder sie begleitenden Gedanken, Bilder und Gefühle zu erkennen (aber dazu später).

## Die Hypophyse als Bindeglied zwischen körperlichen und geistigen Regungen

Nachdem wir wohl in Übereinstimmung mit den wissenschaftlichen Hauptströmungen der letzten Jahrzehnte im Nervensystem den zentralen Vermittler zwischen Geist und Körper gesehen haben, sei doch noch ein anderes, entwicklungsgeschichtlich viel älteres System erwähnt, das ihm diesen Platz (in der Wissenschaft) zunehmend streitig macht: die schon mehrfach erwähnten biochemischen »Informationssubstanzen« (darunter die Hormone), die alle Organe beeinflussen und über die sich diese auch untereinander verständigen. Ein Großteil dieser Informationssubstanzen wird von der sogenannten Hirnanhangdrüse im Zwischenhirn (Hypophyse, siehe Abb. auf S. 43) in den Körper ausgeschüttet, z. B. ACTH, das die Kortisonproduktion anregt. Da sie damit aber selbst auf die Tätigkeit von Großhirn und Zwischenhirn reagiert,

»übersetzt« sie gleichsam einzelne, dort »entstandene« geistig-seelische Zustände in körperliche Vorgänge und kann so den Zustand des ganzen Organverbundes und einzelner Organsysteme bis hinab zur Tätigkeit einzelner Zellen prägen. Die Hypophyse kann so durch ihre Arbeit für jede geistig-seelische Regung ein spezielles Muster im körperlichen Gesamtzustand erzeugen.

## Ein Geruch kann vergessen geglaubte Erinnerungen zutage fördern

Interessanterweise können später einzelne »Schlüsselreize« und die von ihnen ausgelösten Nervenimpulse und Informationssubstanzen genau dieses Gesamtmuster im Organismus erneut herstellen. Wir kennen das alle, wenn bestimmte Melodien oder Gerüche uns und unseren Körper in bestimmte Situationen und Stimmungen »zurückführen«, die schließlich »ganz in uns entstehen«. An der Tatsache, dass wir uns in solchen körperlichen Zuständen auch wieder an sonst Vergessenes aus dieser Situation erinnern, erkennen wir, dass der Körper für uns sozusagen »biologisch« Erfahrungen und Wissen speichert. So können wir bei der Erinnerung an einen Strandurlaub wieder die wohltuende Wärme empfinden. Oder ein Detail einer traumatisch-gefahrvollen Situation (z. B. Schweißgeruch) führt zu Erregung und den damaligen Entgleisungen einzelner Organe. Da dieses körperliche Speichern und Erinnern von Erfahrungen eher unbewusst (rechtshirnig) gesteuert wird, steht der bewusste Verstand dem Resultat oft hilflos gegenüber, vor allem, wenn im Vordergrund solcher »Erinnerungen« Symptome wie Herzrasen, Schwindel oder Durchfall stehen. Die Konfrontation mit einem Mann, der an einen

Tipp

### Der »Intelligenz des Körpers« vertrauen

Im psychosomatischen Heilungsprozess tut man deshalb gut daran, von einem grundsätzlich positiven Sinn solcher Symptome in einem vielleicht nur noch nicht erkannten (oder erinnerten) größeren Zusammenhang auszugehen. Dieser »Intelligenz des Körpers« und der darin enthaltenen Selbstheilungskraft lässt sich noch mehr vertrauen, wenn man neben der Vielfalt der Wirkmechanismen auch die Vielfalt der Wirkwege kennt, die diesen Informationssubstanzen zur Verfügung stehen: Sie zirkulieren unzählbar in allen Körperflüssigkeiten, in allen Körperbahnen und in allen Richtungen.

Vergewaltiger erinnert, kann die damaligen Symptome der massiven Panik, verbunden mit Gefühlsstörungen und Gelähmtheit, auslösen.

## Welche Schlüsse kann man ziehen?

Nach so viel Theorie ist es an der Zeit, die Betroffenen wieder zu Wort kommen zu lassen.

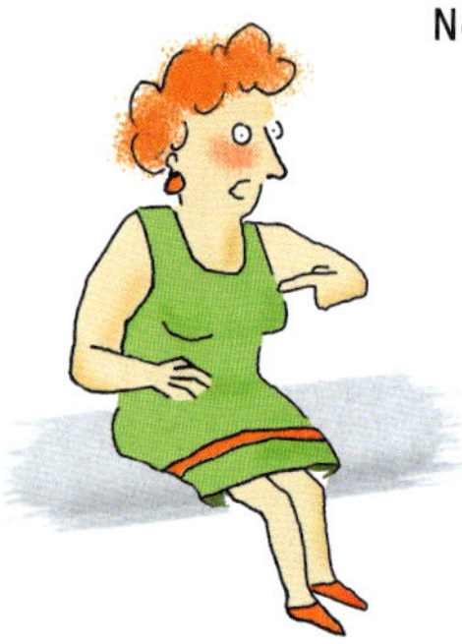

**Nora:** »Man hat schon gesagt, ich sei nervenkrank. Aus diesem Kapitel wird mir nicht klar, wo meine Nerven eigentlich geschädigt sind.«

**Experte:** »Deine Nerven funktionieren hervorragend, sogar außergewöhnlich gut. Sie registrieren ja jede Störung in deinem Körper sehr genau.

Zum Beispiel Lärmempfindlichkeit: Viele psychosomatisch kranke Patienten können keinen Lärm ertragen. Wenn unser sympathisches Nervensystem angeregt ist, kommt es zu einer Verbesserung des Gehörs, damit wir in einer Gefahrensituation auf jedes noch so leise Geräusch reagieren können. Lärmempfindlichkeit wäre also ein Zeichen einer über das vegetative Nervensystem vermittelten Steigerung der Hörfähigkeit und nicht einer Erkrankung des Gehörs. Auch Karajan, als besonders feinfühliger Mensch, empfand wohl Misstöne als schmerzhaft.«

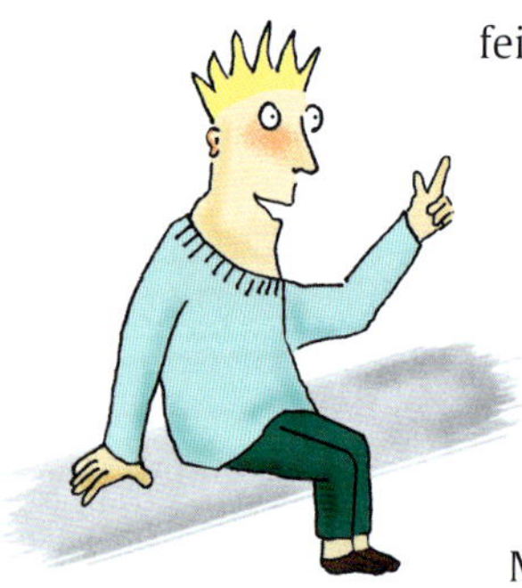

**Martin:** »Was ist denn mit meinem Nervensystem los, wenn ich nervös bin?«

**Experte:** »Nervosität bedeutet eine starke Aktivierung des sympathischen Nervensystems, vielleicht weil Zeit für eine erholsame Ruhe fehlt. Nervös ist man aber auch vor einer Prüfung oder einem öffentlichen Vortrag. Der Körper ist in diesem Moment bereits auf eine hohe körperliche und geistige Leistung eingestellt, ohne diese jedoch schon zu erbringen. Im Laufe des Vortrags oder der Prüfung wird die Nervosität meist nicht mehr als störend empfunden, weil diese Energie hilft, die geforderte Leistung zu erbringen.«

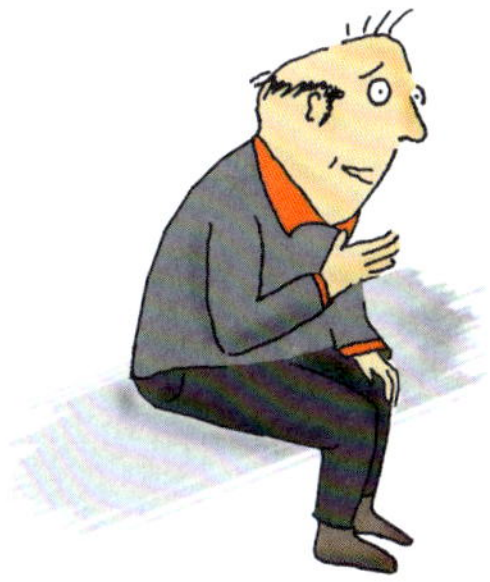

**Oliver:** »Wenn unsere Nerven in Ordnung sind, wie können wir denn dann etwas für unser Wohlbefinden tun?«

**Experte:** »Wir können diese wichtige Frage hier nur sehr allgemein beantworten: Beschwerden können Folge eines Ungleichgewichts von sympathischer und parasympathischer Arbeit – also von Aktivität und Ruhe sein – oder Folge einer mangelnden Anpassung dieser Pole an natürliche Rhythmen – im Extrem z. B. Nachtarbeit. Entscheidend ist die Frage, ob und wie der Einzelne hierauf durch seinen Lebenswandel, durch bestimmtes Verhalten oder auch durch politische Tätigkeit Einfluss nehmen kann oder will. Die Antworten sind natürlich individuell verschieden. Ab S. 135 geben wir Hinweise, was bei der Suche nach diesen persönlichen Wegen helfen kann. In den folgenden Kapiteln geben einzelne Organe Antworten aus ihrer Sicht. Aber auch hier muss jeder selbst herausfinden, was er damit anfangen kann oder will!«

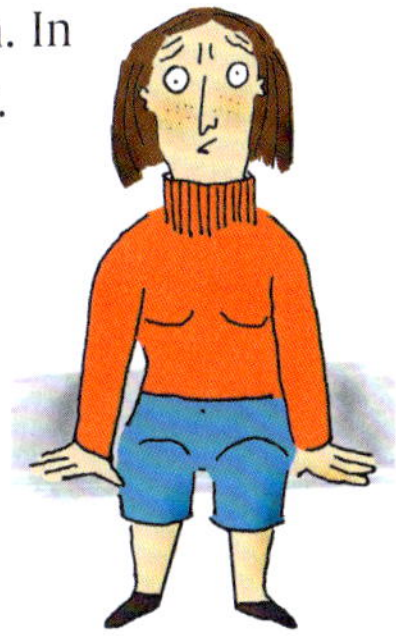

**Doris:** Ihre Stirn liegt in Falten, sie schüttelt kaum merklich den Kopf. »Will ich Ärztin werden? Wozu das Wissen?!« meint sie zynisch. Zuvor waren ihr – mehr tagträumend als denkend – Bilder durch den Kopf gegangen: von einem Hahnenkampf und johlenden Zuschauern. »Was soll das?« hatte sie sich gefragt, aber ihr linkes Hirn blieb ohne Antwort!

**ÜBUNG**

## Sind Sie eher »im Kopf« oder »im Körper«?

Wenn Sie im Moment die Aktivität Ihrer beiden Hirnhälften »messen« könnten: Welche überwiegt? Sind Sie gerade um gezieltes logisches Denken bemüht? Denken Sie nach? Sind Sie gerade »im Kopf«? Oder haben Sie Kontakt zu Ihrem Körper: Fühlen Sie ihn? Lassen Sie in sich einfach geschehen, was von selbst geschieht: Innere Bilder? Erinnerungen? Gedanken, die kommen und gehen? Oder halten Sie eine gute Balance zwischen Nach-Denken und »Geschehenlassen«? Welchen Stil bevorzugen Sie unter Stress?

# Schmerz – ein ungeliebter Bote

**Was ist Schmerz?** Er stellt ein umfassendes Warnsystem dar, das uns schmerzlich bewusst werden lässt, dass irgendwo in unserem Körper oder im Zusammenspiel seiner Organe etwas vorübergehend oder dauerhaft nicht in Ordnung ist. Schmerz ist einerseits körperlich, da er aus dem Körper kommt und wir ihn dort spüren. Andererseits ist er geistig-seelisch, weil er als Empfindung in unser Bewusstsein tritt und in seiner Qualität ein (negatives) Gefühl darstellt.

**Wie entsteht Schmerzempfinden?** Durch Erregung bestimmter schmerzleitender Nervenbahnen, die zu der sinnlichen Erfahrung »Schmerz« führen, ähnlich wie beim Hören, Sehen und Riechen.

**Welchen Sinn hat Schmerz?** Er veranlasst uns, auf die Schmerzquelle zu reagieren. Ist diese bekannt, können wir sie beseitigen: z.B. bei der Verbrennung an heißem Feuer ziehen wir automatisch die Hand weg! In anderen Fällen müssen wir uns – gegebenenfalls mit Hilfe entsprechender Experten – auf die Suche nach der Quelle machen.

## Wie entsteht Schmerz?

Die jetzt folgenden Informationen können Sie besser verstehen, wenn Sie zur Erläuterung die nebenstehende Abbildung betrachten.

### Bestimmte Nervenbahnen sind für Schmerz zuständig

Die zu Schmerzen führenden Reize bedrohen unsere körperliche Unversehrtheit. Sie sind immer mit der Erregung bestimmter Nerven sogenannten »freien Nervenendigungen« verbunden. Sie finden sich im gesamten Körper und reagieren auf die verschiedensten äußeren oder inneren Reize: Wärme, Druck, Verletzung, Dehnung, Mangeldurchblutung und Stoffwechselveränderungen. Bei der Vermittlung der Erregung sind vielfältige in unserem Körper

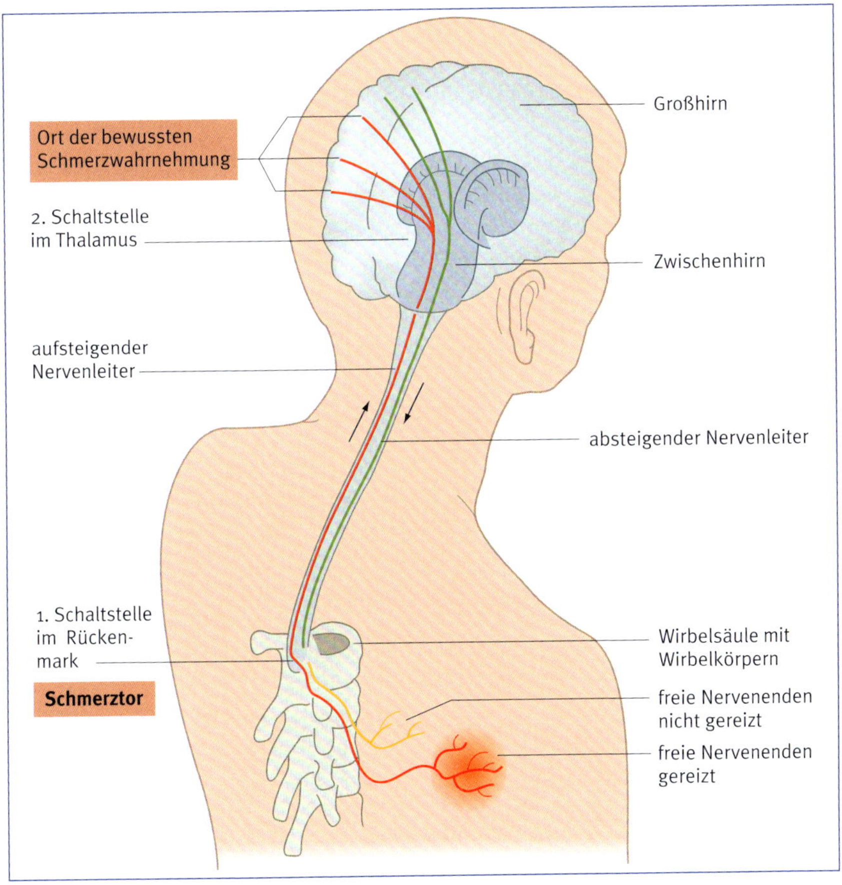


▲ Die körperliche Seite des Schmerzes: Dargestellt sind die nervlichen Verbindungen zwischen Schmerzentstehung und Schmerzregistrierung.

produzierte Stoffe beteiligt, z.B. das Serotonin. Zwei verschieden dicke Nervenfasern leiten den Schmerz zum Rückenmark weiter. Scharf und stechend empfundene Reize, z.B. wenn Sie sich den Kopf irgendwo anstoßen, werden über schnell leitende dicke Fasern registriert. Die dünneren langsam leitenden Nervenfasern werden durch eine Reihe von mechanischen, chemischen und Wärmereizen aktiviert und führen zu einem eher lang andauernden, dumpfen oder brennenden Gefühl, z.B. wenn Sie sich den Magen verdorben haben und unter anhaltendem Bauchschmerz leiden.

## Die Schmerzsignale werden im Rückenmark (vor)verarbeitet

Im Bereich des Rückenmarks enden die Schmerzfasern in einem Bezirk, den man sich auch als eine Informationssammel- und -verarbeitungsstelle vorstellen kann, wie sie z.B. bei einer Zeitung üblich ist. Es handelt sich um die erste Schaltstelle (siehe Abb. auf S.59), die auch anschaulich als Schmerztor bezeichnet wird. Die eingehenden Informationen werden auf ihre Wertigkeit untersucht, miteinander in Beziehung gesetzt und ergeben dadurch neue Informationen, und nur die für wichtig gehaltenen Nachrichten werden schließlich weitergeleitet und erscheinen zuletzt im Gehirn. Nachrichten unterschiedlichen Informationsgehalts können sich gegenseitig blockieren. Der unangenehm brennende Juckreiz eines Mückenstichs, der über die langsam leitenden Nervenfasern geleitet wird, kann durch Kratzen oder Kneifen, d.h. Aktivierung der schnell leitenden Fasern, gemildert werden. Letztere bremsen im Rückenmark die Weiterleitung der Erregung über die langsam leitenden Fasern an das Gehirn. Zum Teil lässt sich wahrscheinlich dadurch auch die Wirkung von Akupunktur erklären.

Bei der Zeitungsredaktion bekommen die Redakteure von ihren Vorgesetzten Anweisungen, welche Nachrichten sie wichtig nehmen und welche sie ignorieren sollen. Das kann sich von einem auf den anderen Tag ändern. Übertragen auf die Schmerzverarbeitung bedeutet dies, dass unser Gehirn die Fähigkeit hat, über bestimmte Nervenfasern, die vom Stammhirn zum Rückenmark ziehen, die Erregungsweiterleitung von Schmerznachrichten zu kontrollieren. Nach Weiterleitung an das Gehirn nehmen die Schmerzfasern Verbindung zu vielen anderen Gehirnbereichen auf: zum Schlaf-wach-Zentrum, zu den Zentren der Atmung und der Appetitregelung, zu den Gefühlszentren, zu den Bereichen des Denkens, Erinnerns, Vorausahnens und Wertens. Sie beeinflussen diese also ebenso wie sie in ihrer Tätigkeit von diesen beeinflusst werden.

## Eine besondere Rolle spielt die gefühlsmäßige Bewertung des Schmerzes

Wenn wir bei einem nahen Angehörigen mitbekommen, dass er sich verletzt hat und unter heftigen Schmerzen leidet, geht uns das auch gefühlsmäßig sehr nah, insbesondere bei Müttern mit ihren Kindern. Manche Mütter reagieren sehr stark mit Bedauern und Mitleiden, Väter neigen vielleicht eher dazu den Schmerz herunterzuspielen. Dazu findet sich eine Parallele in un-

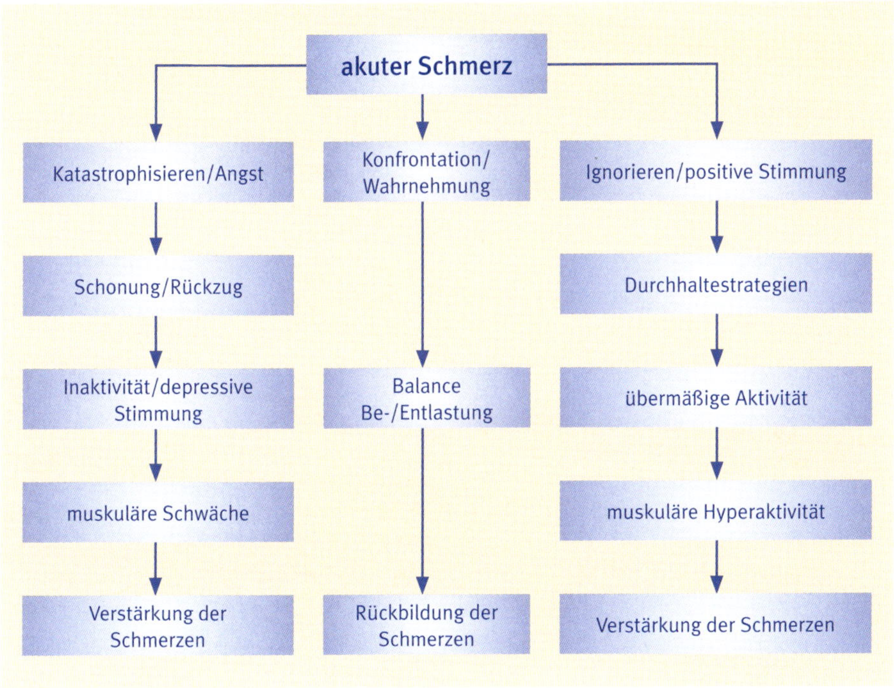


▲ Umgangsformen mit Schmerz: Das Schema zeigt, dass sowohl übermäßige Besorgnis als auch völliges Ignorieren den Schmerz letztlich verstärken können; der ideale Weg liegt – wie so oft – in der Mitte (nach M. Hasenbring).

serem Gehirn: Bei manchen reagiert das Gefühlszentrum (der vordere zinguläre Kortex [ACC-Kern], siehe Abb. auf S. 43) sehr stark mit Besorgnis und Angst, bei anderen reagiert es kaum. Wie bei der Betreuung von Kindern sind extreme Reaktionsweisen für die Bewältigung von Schmerz ungünstig, je nach Ausprägung nehmen wir den vom Kind geäußerten Schmerz durchaus ernst und trösten es, achten aber auch darauf, es mit unserer Besorgnis nicht zu verunsichern und möglichst bald wieder zu einer aktiven Lebensteilnahme zu motivieren. So wie wir uns gegenüber leidenden Kindern verhalten, reagieren wir auch unterschiedlich auf unsere eigenen Schmerzen.

Info

### Schmerzdämpfung – die Rolle der Endorphine

Ein weiteres Zentrum im Gehirn ist für die Schmerzdämpfung zuständig. Dieses liegt im Stammhirn und hat sehr enge Verbindung zu unseren Gefühlszentren. Es ist immer aktiv, sonst wären wir durch die Erregung unserer Nerven im gesamten Körper ständig beeinträchtigt. Zusätzlich wird es in Notsituationen aktiviert, z.B. wenn wir aus einem brennenden Auto trotz gebrochener und verletzter Beine herauskrabbeln, bei hohen geistigen oder körperlichen Anforderungen, bei guter Stimmung oder auch in der Meditation, sodass die Fakire ihre Schmerzwahrnehmung fast ganz ausschalten können. Dieses Zentrum der Schmerzdämpfung arbeitet mit einer Informationssubstanz, die dem bekannten Schmerz- und Suchtmittel Morphium sehr ähnlich ist: dem Endorphin. Endorphin hemmt die Weiterleitung des Schmerzreizes von einer Nervenbahn zur anderen, sowohl im Gehirn als auch im Rückenmark (am Schmerztor siehe S. 59), z.B. bei einem Marathonlauf, bei dem die Läufer nach einer Weile keine Schmerzen mehr verspüren und sogar in einen euphorischen Glückszustand geraten können.

#### Plazeboeffekt

Wenn Patienten mit Schmerzen in entsprechenden klinischen Versuchen statt eines Schmerzmittels nur ein Scheinmedikament (Plazebo) bekommen, lässt der Schmerz dennoch nach. Dabei spielen die Endorphine eine Rolle. Der Plazeboeffekt funktioniert aber nur, wenn die Patienten eine vertrauensvolle Beziehung zu dem Arzt haben, der ihnen die Medikamente verabreicht. Die positive Erwartung – von dem Arzt ein wirkungsvolles Schmerzmittel zu erhalten – beeinflusst also das Schmerzempfinden.
Die Wirkung von Medikamenten, ärztlichen Maßnahmen und sicherlich auch Psychotherapie hängt also ganz wesentlich davon ab, ob wir der Maßnahme gegenüber positiv oder negativ eingestellt sind. Dies ist keine »Einbildung«, sondern es ließ sich bei Gehirnuntersuchungen nachweisen, dass die Aktivität in den schmerzhemmenden Regionen zunimmt und in den schmerzempfangenden Teilen nachlässt. Interessanterweise kann die Wirkung von Plazebos durch Medikamente, die die Wirkung von Morphin blockieren, aufgehoben werden.

## Chronische Schmerzen

Chronische Schmerzen dauern entweder über Monate und Jahre an oder kehren immer wieder zurück, zum Beispiel chronische Rücken- oder Kopfschmerzen. Akute Schmerzen hingegen sind Folge einer Verletzung oder einer Nervenreizung und machen auf einen aktuellen Schaden oder eine Überlastung aufmerksam. Chronische Schmerzen entwickeln sich meist aus akuten Schmerzen und entwickeln ein »Eigenleben«, so wie bei dem sogenannten Phantomschmerz. Wie kommt es nun zu einer sogenannten Chronifizierung von Schmerzen?

Alle einkommenden Schmerzreize werden im Gehirn auch an die sogenannten Bewertungszentren weitergeleitet. Ein völlig unbekannter Schmerz wird anders wahrgenommen als ein gut vertrauter; es kann sein, dass wir gelassen reagieren, weil wir die Erfahrung gemacht haben, dass er uns meist nur kurzfristig plagt. Hingegen werden wir ihn eher als bedrohlich wahrnehmen, wenn wir selbst oder Bekannte mit einem ähnlichen Schmerz schon schlimme Erfahrungen gemacht haben. Falls wir vermuten, dass der Schmerz auf eine schwere Schädigung hinweist, geraten wir leicht in Panik. Erschwerend kommt manchmal hinzu, dass wir uns in unserem Gesundheitswesen nicht gut behandelt fühlen, den Aussagen der Ärzte misstrauen und uns immer wieder auf die Suche nach einem rein organischen Erklärungsansatz machen. Dann bleibt die Angst bestehen und prägt unser weiteres Verhalten und damit auch die Stärke des Leidens.

## Wie entsteht ein Schmerzgedächtnis?

Je länger und stärker Schmerzen bestehen und desto mehr der Bereich des Gehirns, in dem der Schmerz neurologisch verarbeitet wird, gereizt wird – z. B. durch eine anhaltende Entzündung – desto mehr entwickelt er ein »Eigenleben«, ein sogenanntes Schmerzgedächtnis. Wir können dies vergleichen mit einem Pfad in einem Kornfeld, wenn nur ein Mensch das Kornfeld betritt, ist dies kaum zu erkennen, wenn mehrere Menschen hindurchgegangen sind, ist er breitgetrampelt. Das heißt, je häufiger ein Schmerz auftritt, desto leichter und stärker werden seine Signale an das Gehirn weitergeleitet. Des Weiteren wird der Bereich des Gehirns zunehmend empfindlicher für Schmerzreize. Er reagiert schon bei relativ geringen Reizen (bei Rückenschmerzpatienten manchmal schon beim Berühren der Rückenhaut). Wir können dies mit dem hochgestellten Thermostat einer Heizung vergleichen: Schon bei relativ hohen Temperaturen (entspricht niedrigen Schmerzreizen) springt die Heizung an. (Haben wir uns einmal im Leben eine Erfrierung z. B. einer Großzehe zugezogen, wird sie in Zukunft schon bei geringfügigen Kältereizen mit Schmerz reagieren.)

Das Schmerzgedächtnis kann über viele Jahre stumm bleiben. Menschen, die in ihrer Kindheit geschlagen wurden oder Frauen, die sexuelle Gewalt erfahren haben, erleben bei erneuter Belastung der damals geschädigten Bereiche wesentlich heftigere Schmerzen als Menschen ohne diese Erfahrung. Bauchschmerzen können nach einer organisch vollständig ausgeheilten bakteriellen Darmentzündung häufiger auftreten als vorher. Eine natürliche Anspannung der Darmwand, die vor der Entzündung gar nicht bemerkt wurde, wird danach als Spannungsgefühl an das Gehirn weitergeleitet. Hier entwickelt sich das Schmerzgedächtnis auf der Ebene des Rückenmarks.

## Wie kann man das Schmerzerleben beeinflussen?

Je stärker der zentrale (Gehirn-)Anteil am Schmerz beteiligt ist, desto weniger lässt er sich durch eine Behandlung am Schmerzort beeinflussen. Viele Behandlungen verlaufen für die Patienten deshalb so enttäuschend. Diese Art von Schmerz kann aber durch Eingriffe in den Gehirnstoffwechsel beeinflusst werden, sowohl durch Psychotherapie als auch durch Psychopharmaka (Arzneimittel, die auf den Gehirnstoffwechsel Einfluss nehmen). Beide Methoden haben unter anderem Einfluss auf das schmerzhemmende Zentrum, das über absteigende Bahnen den Prozess der Überempfindlichkeit, z. B. beim Bauchschmerz, wieder rückgängig machen kann.

### Schmerzmittel sind nur kurzfristig sinnvoll

Dass Schmerzen medikamentös zu beeinflussen sind, brauchen wir hier sicher nicht näher zu erläutern. Ein Schmerzmittel ist oft der erste und auch sinnvolle Schritt zur Linderung schmerzhaften Leidens. Allerdings gilt dies vor allem bei der Behandlung akuter Schmerzen. Bei chronischen Schmerzen ist die Wirkung häufig enttäuschend. Erstens gewöhnt sich der Körper an das Schmerzmittel, sodass immer höhere Dosierungen erforderlich sind, um die gleiche Wirkung zu erzielen. Zweitens kann der paradoxe Effekt auftreten, dass das Schmerzmittel selbst Schmerzen verursacht. Die Schmerzmittel vergiften den Körper und bewirken vor allem im Gehirn einen sehr unangenehmen diffusen Kopfschmerz, der nach Verzicht auf die Schmerzmittel auch wieder vergeht.

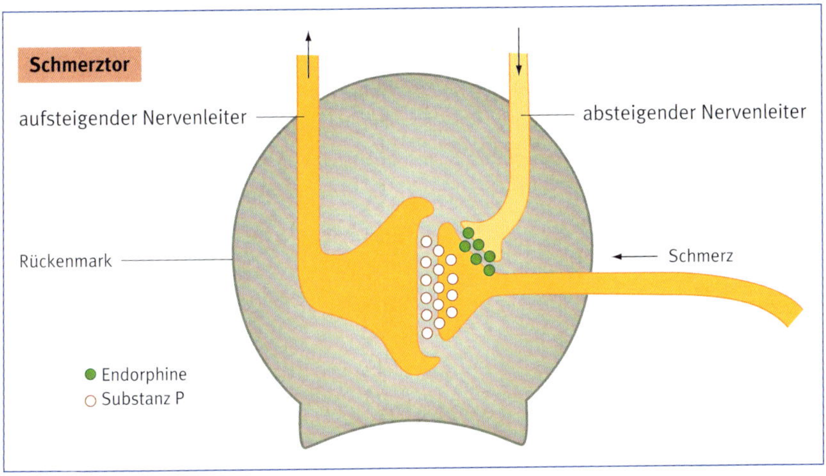


▲ Der Schmerz wird im Rückenmark (vor)verarbeitet. Wie dieses Schmerztor funktioniert und wie man es beeinflussen kann, steht im Text.

Auf die Vielzahl verschiedenster nichtmedikamentöser Möglichkeiten, Schmerz zu beeinflussen, können wir hier nur hinweisen: Sie reichen von der Wärmflasche bei Bauchschmerzen über die Behandlung mit Kälte (Eis) oder Hitze, bis hin zu Akupunktur und Bewegung in warmem Wasser.

## Wie wird das Schmerztor geöffnet und geschlossen?

Von chronischen Schmerzen Gequälte seien aber nochmals auf den Mechanismus in unserem Körper aufmerksam gemacht, über den wir durch unser eigenes Verhalten die Schmerzintensität beeinflussen können. Die auf S. 60 erwähnte Informationssammelstelle im Bereich des Rückenmarks und des Gehirns können wir uns nämlich als eine Art Tor vorstellen, durch das alle Schmerzreize vor ihrer Weiterleitung zum bewussten Erleben hindurch müssen – deshalb spricht man auch anschaulich vom »Schmerztor«.

Dieses Schmerztor kann durch verschiedene Einflüsse geöffnet oder geschlossen werden. In der Abb. entspricht diesem Prozess die Ausschüttung von Endorphin. Es kann, wie im Bild dargestellt, die Weiterleitung der Schmerzerregung (über die Substanz P) von einem Nerv auf den anderen »modulieren«, d. h. fördern oder hemmen. Wie weit das Schmerztor offen steht, hängt unter anderem von unseren Gefühlen ab (siehe Kasten). Denn die Gefühlszentren (unter anderem der vordere zinguläre Kortex [ACC-Kern]) sind in Verbindung mit dem Schmerzhemmungszentrum im Stammhirn, von dem die absteigenden Bahnen zum Rückenmark ziehen. In experimentellen Untersuchungen konnte gezeigt werden, dass bei Menschen, die bei einer Untersuchung oder Behandlung (z.B. beim Zahnarzt oder bei einer Darmspiegelung) Schmerzen erwarten, im Gehirn verstärkt die Zentren aktiviert werden, die die Schmerzwahrnehmung erhöhen.

Tipp

## Was kann man tun, um das Schmerztor wieder zu schließen?

Geöffnet wird das Schmerztor und damit die Schmerzintensität durch Traurigkeit, Hoffnungslosigkeit, ängstliche Selbstbeobachtung, Sorgen, ständiges Nachdenken über den Schmerz, Ängste, Anspannung, innere Unruhe und Langeweile. Diese Stimmungen und Gedanken lassen sich von uns selbst beeinflussen. Entsprechend können wir das Tor schließen durch Entspannung, Zuversicht, Selbstvertrauen, Hoffnung, Freude, Interesse am Leben, Aktivitäten, Ablenkung durch angenehme Tätigkeiten oder Gedanken und durch die Überzeugung, den Schmerz bewältigen zu können. Diese Fähigkeiten sind oft bei der Entwicklung von lang anhaltenden Schmerzen verloren gegangen. Sie wiederzufinden und für deren Entfaltung aufgeschlossen zu sein, gehört deshalb zum »Königsweg« der Therapie chronischer Schmerzen.

### Das Schmerztor wird

| geöffnet durch: | geschlossen durch: |
|---|---|
| Depression | positives Denken |
| Einsamkeit | Aktivität |
| Inaktivität | Ablenkung |
| Unruhe | Entspannungsübungen |
| Angst | Hypnose |
| Stress | zentral wirksame Schmerzmittel |
| negative Erwartungen | Psychopharmaka |

# Schwindel

Schwindelerscheinungen können durch Störungen im Bereich der verschiedensten Organe ausgelöst werden. Sie treten vor allem dann auf, wenn das Zusammenspiel verschiedener Organsysteme nicht mehr funktioniert. Man unterscheidet verschiedene Arten von Schwindel:

- **»Schwarzwerden«** vor den Augen: Es deutet sich zunächst meist in einem Flimmern an, führt dazu, dass die meisten Menschen sich hinsetzen oder hinlegen und dann der Schwindel schnell nachlässt.
- **Schwankschwindel:** Man fühlt sich sehr unsicher, die Erde scheint unter einem zu schwanken, das Körpergewicht wird auf eine Seite gezogen; man hat den Eindruck zu torkeln, möchte sich festhalten und anlehnen.
- **Drehschwindel:** Dieser entspricht dem bekannten Gefühl in einem Karussell oder dem Zustand, wenn man sich eine Weile lang schnell gedreht hat. Die Umgebung scheint sich zu drehen, zum Teil nach rechts und zum Teil nach links; und solange man sich auf den Beinen aufrecht halten kann, tritt man unruhig hin und her.

## Warum entsteht Schwindel?

Schwindel kann ein Warnhinweis für den Betroffenen sein, dass er vorsichtig sein und verstärkt auf den Körper und seine Bewegungen achten muss, zum Beispiel wenn wir am Rande eines Abgrunds entlanggehen oder auf einem hohen Turm stehen. Schwindel entsteht auch dann, wenn wir uns selbst sehr schnell im Kreise drehen und dann plötzlich stehen bleiben. Vereinfacht kann man sagen, dass wir immer dann Schwindel empfinden, wenn im Gleichgewichtszentrum des Gehirns widersprüchliche Informationen einlaufen: Im Falle des Imkreisdrehens melden die Gleichgewichtsorgane im Ohr, dass wir uns noch Drehen, weil sie immer mit einer gewissen Verzögerung reagieren, während die Körperrezeptoren, die beständig unsere Körperstellung registrieren, melden, dass wir still stehen, daher zieht das Gehirn den Schluss, dass sich dann die Umgebung drehen muss – uns ist schwindelig.

## Organische Ursachen

Auch organische Veränderungen im Bereich des Gleichgewichtsorgans, des Auges oder des Körperwahrnehmungssinnes können zu Schwindel führen und machen deshalb eine ärztliche Diagnostik notwendig.

- Die bekannteste Ursache ist sicher der niedrige Blutdruck. Er macht sich meistens dadurch bemerkbar, dass einem schwarz vor Augen wird, wenn man sich z. B. morgens zu schnell aus dem Bett erhebt, da das Blut in den warmen Gliedmaßen versackt. Mit dem niedrigen Blutdruck geht in erster Linie eine kurzfristig verringerte Durchblutung des Auges, aber auch des Gleichgewichtsorgans einher. Meist bessert sich diese Form des Schwindels, wenn man seine körperlichen Aktivitäten verstärkt (dadurch steigt der Blutdruck) oder wenn man sich hinlegt.

# Grundlagen

- Schwindelattacken können aber auch bei Erkrankungen des Gleichgewichtsorgans auftreten, z.B. bei Entzündungen oder Tumoren. Manchmal reicht auch schon eine erhöhte Empfindlichkeit aus. Bei diesen Erkrankungen kommt es meist bei Lageveränderungen leicht zu Schwindelgefühlen, manchmal auch unabhängig davon.
- Die unterschiedlichsten Schwindelgefühle können auch durch eine Überatmung (Hyperventilation) ausgelöst werden. Viele Menschen atmen – ohne dass sie es merken – in wechselndem Ausmaß zu viel Luft ein oder aus und wundern sich dann, dass ihnen schwindelig wird. Neben Schwindel treten oft zusätzlich Kribbeln und Krämpfe in Händen oder Füßen, ein Engegefühl über der Brust, Übelkeit oder starke vegetative Erregung auf. Auf den Gedanken, dass diese Symptome mit ihrer hektischen Atmung zu tun haben könnten, kommen sie gar nicht.
- Weniger bekannt ist der zervikogene Schwindel, d. h. der Schwindel, der durch Störungen im Bereich der Halswirbelsäule und deren Muskulatur ausgelöst wird. Die Halswirbelsäule und ihre Muskulatur reguliert ja die Stellung des Kopfes im Raum und ist deshalb eine der wichtigsten Informationsquellen für das Gleichgewichtsorgan. Treten hier Verspannungen der Muskulatur, Verklemmungen der Gelenke und Erstarrungen des Bewegungsablaufs auf, stimmen die Informationen, die von hier ausgehen, mit den anderen eingehenden Informationen nicht überein, sodass ein Schwindelgefühl entsteht. Hier ist oft die Brücke zu einem psychosomatischen Verständnis möglich, da Verspannungen im Bereich der Muskulatur Ausdruck einer gebremsten Gefühlsreaktion oder eines ungelösten Konfliktes sein können.

## Was kann man tun?

Es dürfte aufgrund der bisherigen Ausführungen klar geworden sein, dass der Schwindel ein empfindliches Zeichen für abweichende und sich unterscheidende Wahrnehmungsprozesse im Körper ist, sozusagen ein Ausdruck für einen Konflikt zwischen einzelnen Wahrnehmungsorganen. Er macht uns immer vorsichtig, lässt uns darauf achten, jeden weiteren Schritt zu überlegen, unsere Stellung zu überprüfen und dies vielleicht nicht nur im Raum, sondern auch in unseren Beziehungen. Sprichwörtlich heißt das: »Mir wird's ganz schwindelig bei so viel auf mich einströmenden Ereignissen. Da muss ich erst einmal nachdenken und zur Ruhe kommen.«

Besonders empfindliche Menschen kann Schwindel so sehr verunsichern, dass manche dazu neigen, jede Belastung zu vermeiden und sich zunehmend zu schonen und zurückzuziehen. Dadurch wird die Empfindlichkeit unserer Gleichgewichtsregulation aber weiter verstärkt, sodass der Schwindel zunehmend schneller auftritt.

Tipp

## So können Sie Ihre Schwindelneigung verringern

Ist eine organische Erkrankung vom Hals-Nasen-Ohren-Arzt und vom Neurologen ausgeschlossen worden, kann vor allem der Lagerungsschwindel, der durch ein überempfindliches Gleichgewichtsorgan verursacht wird, durch ein gezieltes Training verringert werden. Vereinfacht gesagt, muss man dazu in zunehmendem Maße genau das tun, was bislang den Schwindel erzeugt hat, nämlich die Körperhaltung rasch verändern.

Es ist also notwendig, diesen Schwindel sehr häufig und gezielt auszulösen, damit die zentrale Schaltstelle im Gehirn sich an diesen Informationsfluss gewöhnen und ihre Reaktion darauf neu regulieren kann. Das Gehirn »lernt« also, dass eigentlich alles in Ordnung ist, d. h. dass die Informationen alle gut zueinander passen. Mit der Zeit lassen die Schwindelgefühle dann nach. Wichtig bei einem solchen »Schwindeltraining« ist, dass man die Muskulatur dabei nicht anspannt, sondern mit dem ganzen Körper leichte Bewegungen ausführt. Anspannung ist oft Folge der Angst und verstärkt die Schwindelsymptome.

Die Auswirkungen einer Überatmung (Hyperventilation) können am besten überprüft werden, indem man sich – möglichst unter therapeutischer Anleitung – überwindet, absichtlich mehr zu atmen als nötig. Je nach Dauer der Hyperventilation treten unterschiedlich heftige Symptome auf. Hört man damit auf, reguliert sich der Atem von selbst wieder und die Symptome lassen nach. Meist ist man nach der Übung deutlich entspannter als vor der Übung.

Ist niedriger Blutdruck, die Halswirbelsäule oder Hyperventilation Ursache für den Schwindel, sollten Sie zunächst einmal testen, ob körperliche Trainingsmaßnahmen Ihr Befinden verbessern können. Geeignet sind – je nach Ursache – allgemeine gymnastische Übungen zur Anhebung des Blutdrucks und zur besseren Körperdurchblutung, Lockerungs- und Kräftigungsübungen der Muskulatur der Halswirbelsäule und Atemübungen. Belegen Sie z. B. einen Yogakurs oder gehen Sie in eine Atemtherapiegruppe. Bringen Sie ein wenig Geduld und Ausdauer mit. Mit der Zeit werden Sie herausfinden, was Ihnen gut tut.

Sie brauchen im Alltag schwindelauslösende Situationen nicht zu meiden. Im Gegenteil, die Empfindlichkeit Ihres Gleichgewichtsorgans lässt eher nach, wenn Sie es immer wieder neu belasten. Die Fähigkeit unseres Gehirns, sich auf schwindelerregende Ereignisse einzustellen, ist groß und kann durch »Training« auch noch verbessert werden.

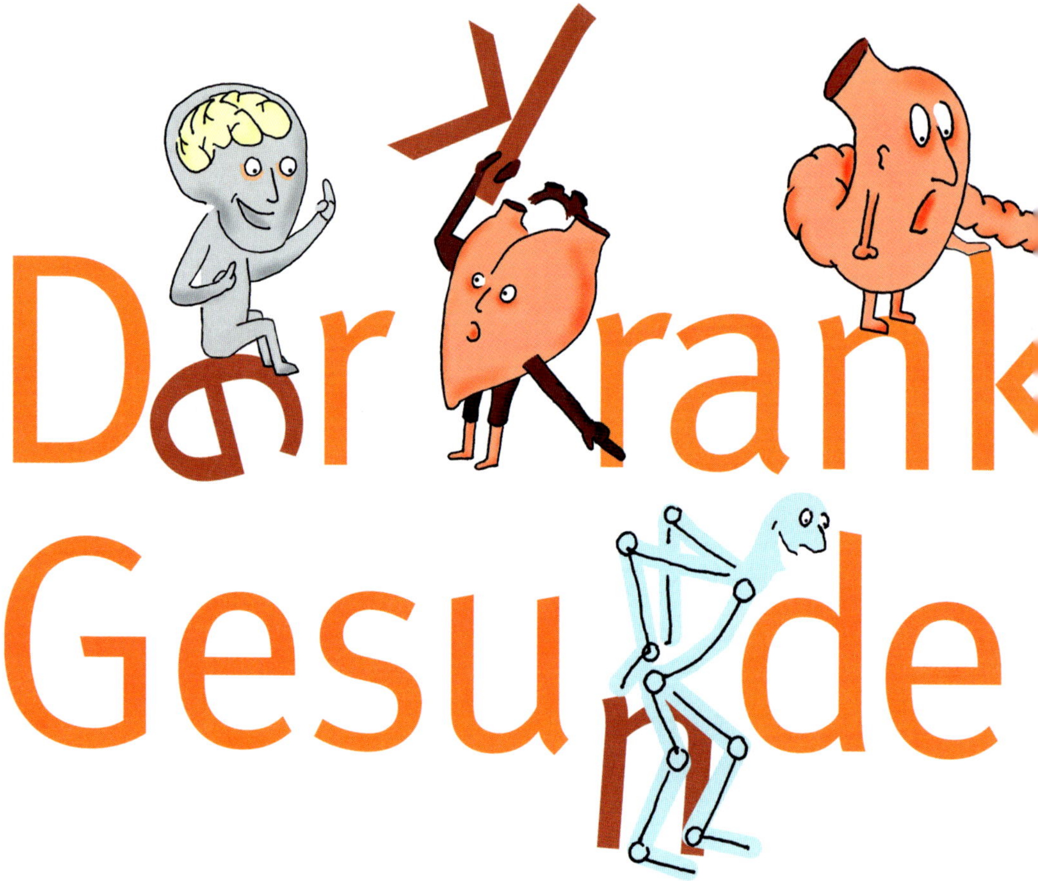

# Der Krank
# Gesunde

# Beschwerden psychosomatisch betrachtet

Körper und Psyche sind ein untrennbares Paar, das beständig aufeinander reagiert. Aber wie das bei Paaren so ist, gibt es im Laufe ihrer langen Beziehung manchmal Missverständnisse, Konflikte oder Machtkämpfe. Deshalb hat der Körper bzw. seine Organe in diesem Buchteil das Wort.
Martin und die anderen sind gespannt, was ihre »störenden Organe« ihnen zu sagen haben. Aber zunächst geht es um die Beziehung der Organe untereinander.

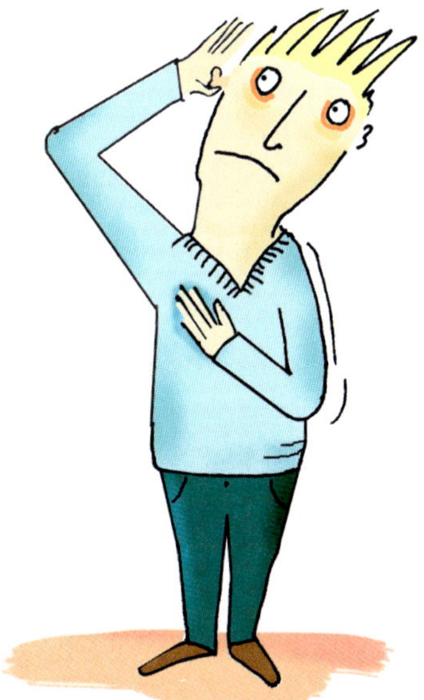

# Die Familie der Organe

Jedes Organ stellt zunächst eine Einheit für sich dar, versehen mit einer speziellen Aufgabe. So könnte das Herz auch getrennt vom restlichen Körper schlagen, wenn es ausreichend mit Nährstoffen und Sauerstoff versorgt würde. Andererseits befinden sich alle Organe untereinander in einem ständigen Austausch, zum Teil in direkter, zum Teil in eher weitläufiger Verbindung. Art und Geschwindigkeit dieses Wechselspiels sind sehr von der Situation abhängig, in der sich der Mensch befindet. Bei Belastungen kommt es zu einer Intensivierung der Zusammenarbeit zwischen den Organen. In dem Kapitel über das Nervensystem haben wir schon ausführlich dargestellt, wie eng der gesamte Körper mit dem Gehirn über die verschiedenen Nervenfasern in Verbindung steht.

## Die Organe beeinflussen sich gegenseitig

Neben dem Nervensystem stehen alle Organe auch noch über Hormone in enger Verbindung. Diese sind Botenstoffe unterschiedlichster Art, die in den Drüsen einzelner Organe gebildet werden. Sie werden zum größten Teil in das Blut ausgeschüttet und können dann in entfernten Organen ihre Wirkung entfalten. Zum Teil wirken sie aber auch direkt in der Nähe des Ortes, an dem sie gebildet werden. Jedes Hormon hat eine ganz bestimmte Form, vergleichbar einem Schlüssel. Es kann deshalb auch nur an Orten wirken, an denen es Verbindungsstellen gibt, zu denen es »passt«, so wie ein Schlüssel eben nur für ihn vorgesehene Schlösser öffnen kann. Diese Schlösser des Körpers werden Rezeptoren genannt. Über sie können die Hormone ihre spezifische Wirkung entfalten. So bildet z. B. das Herz, wenn es zu viel Flüssigkeit transportieren muss, ein Hormon, das in der Niere eine Beschleunigung und Verstärkung der Urinproduktion bewirkt.

Es ist für uns ganz selbstverständlich, dass unser Körper funktioniert, und wir machen uns normalerweise auch wenig Gedanken über ihn. Unser Körper hat die ungeheure Fähigkeit, seine vielfältigen Aufgaben ohne unser bewusstes Mitwirken zu erfüllen und hierzu stimmen sich die Organe ständig miteinander ab.

## Störung oder sinnvolles Signal?

Gerät aber einmal ein Zusammenspiel kurz- oder längerfristig »aus dem Lot«, erfahren wir das als körperliches Bedürfnis oder als »Störung« in Form von Symptomen und werden uns so unseres Körpers bewusst. Zum Beispiel kommt es, wenn wir lange nichts mehr gegessen haben, zu einer Erniedrigung des Blutzuckerspiegels. Dies führt zu einer Ausschüttung des Hormons Adrenalin, das im Körper vorhandenes Fett in Blutzucker umwandelt und damit die zeitweilige Unterzuckerung ausgleichen kann. Gleichzeitig bewirkt es aber auch einen Anstieg des Herzschlags, ein Zittern und eine innere Unruhe, die wir bewusst erleben und als unangenehm empfinden. Das ist aber sinnvoll, denn es ist für viele ein bekanntes Signal, etwas zu essen. Eine solche innere Unruhe kann natürlich auch ganz andere Ursachen haben. Manche Menschen haben sich fälschlicherweise angewöhnt, jede innere Unruhe mit Essen zu bekämpfen und sind übergewichtig geworden. Wenn ein Organ Beschwerden verursacht, tritt dieses für den Patienten aus dem Gesamtverband der ansonsten unauffällig funktionierenden Organe heraus. Dieser richtet nun seine ganze Aufmerksamkeit darauf und versucht auf vielfältige Weise – auch durch einen Arztbesuch – die Beschwerden zu beheben.

## Ein Organ als Beschwerdeführer anderer Organe

Oft verursacht ein Organ Beschwerden, die lediglich ein Zeichen dafür sind, dass dieses Organ gesund ist. Die eigentliche Ursache liegt dann in einem ganz anderen Organ oder Bereich. Zum Beispiel bekommen nierenkranke Patienten, die die Stoffwechselgifte nicht mehr ausreichend über die Niere ausscheiden können, Durchfall, da der Darm als Ersatzausscheidungsorgan benutzt wird. Ein schneller Herzschlag kann Hinweis auf eine Herzerkrankung sein, aber auch auf eine Schilddrüsenerkrankung, eine Blutarmut, Fieber, körperliche Erschöpfung oder ein Hinweis auf eine seelische Erregung. Wenn ein Organ auffällt, ist es deshalb immer eine wichtige Frage, welchen Beitrag es dadurch für den Gesamtorganismus leistet.

Tipp

### Den gesamten Menschen im Blick behalten

Patient und Arzt haben also die Aufgabe, die Aufmerksamkeit nicht nur auf das »sich beschwerende« Organ zu richten, sondern den gesamten Menschen in ihre Überlegungen mit einzubeziehen. Dies gilt insbesondere im Rahmen der Psychosomatik, da ja nicht nur seelische Störungen körperliche Beschwerden hervorrufen, sondern genauso körperliche Beschwerden seelische Störungen nach sich ziehen. Beide Bereiche können sich gegenseitig bedingen, verstärken, aber auch lindern. Manchmal kann es sinnvoll sein, sich ganz auf die Veränderung bestimmter körperlicher Beschwerden zu konzentrieren, um damit in der Folge auch seelische Vorgänge zu beeinflussen. Zum Beispiel kann bei Wirbelsäulenbeschwerden eine krankengymnastische Kräftigung der Muskulatur allein schon eine wesentliche Besserung bewirken. Ein kräftiger Rücken wiederum kann viel aushalten, was sich auch im seelischen Bereich zeigt: Mit »Rückenstärkung« fühlen wir uns eben auch sicherer!

## Die »familiären Beziehungen« der Organe

Der Vergleich der Beziehungen von Familienmitgliedern untereinander mit denen von Organen in einem Körper, scheint zunächst befremdlich. Handelt es sich doch in einer Familie um individuelle Menschen und bei Organen um in Form und Aufgabe ganz unterschiedliche Gebilde. Wir glauben aber doch, dass der Vergleich mit den uns vertrauten Familienstrukturen zum Verständnis unseres Körpers beitragen kann. Wir haben z. B. erwähnt, dass sich die Körperorgane in Zeiten besonderer Belastung verstärkt miteinander in Beziehung setzen, kooperieren und sich auf die Bewältigung der zu leistenden Aufgaben konzentrieren. Ähnliche Erscheinungen finden wir in einer Familie, in der bei besonderen Belastungen, z. B. dem Tod eines Familienmitglieds, die anderen enger zusammenrücken, sich gegenseitig stützen, Aufgaben neu verteilen und Einzelne ihre besonderen Fähigkeiten verstärkt zur Verfügung stellen. Wir haben in dem Kapitel über das Nervensystem dargestellt, dass die beiden Gehirnhälften unterschiedliche Schwerpunkte haben: die eine arbeitet mehr logisch, abstrakt verstehend, kühl ordnend und lenkend, die andere mehr mit Fantasie, gestalterischen Kräften und Einfühlung.

Wie diese Hirnhälften über die Organe, so wachen Vater und Mutter mit verteilten Rollen und Fertigkeiten über die Kinder. Und Kinder wie Organe haben im Gesamtverband ihr Eigenleben, ihre Bedürfnisse, ihre Wünsche und ihre eigenen Vorstellungen, die sie einbringen und die oft eine große Herausforderung für die Eltern (Hirnhälften) darstellen. Letztere haben die Aufgabe, für den Zusammenhalt zu sorgen, auch wenn es z.B. zu Streit zwischen den Kindern kommt.

Wie schon beschrieben, können die Organe vieles unter sich ohne das Gehirn regeln, wie es auch die Kinder tun. Ist ein Kind aber besonders auffällig, werden sich zunächst alle anderen Familienmitglieder bemühen, dessen Bedürfnissen mehr gerecht zu werden. Aber so wie ein als gestört empfundenes Organ eigentlich gesunde Signale gibt, so kann ein auffällig gewordenes Kind ein Hinweis sein auf gestörte Beziehungen zwischen anderen Familienmitgliedern, die gerade durch die Konzentration auf dieses Kind oft übersehen werden.

In den nächsten Kapiteln werden Sie nun die einzelnen Organe genauer kennenlernen. Dazu wird sich jedes selbst vorstellen und dabei sein Augenmerk besonders darauf richten, welche Rolle es für die ganze Person spielt.

# Lunge und Atmung

Lassen Sie mich, die Lunge, vor den Organen, die am häufigsten Beschwerden verursachen, kurz ein paar einleitende Sätze sagen – auch wenn in diesem Buch kaum einer wegen mir zum Arzt geht! Schließlich beginnt mit meinem ersten Atemzug das selbstständige Leben des Menschen. Alle anderen lebenswichtigen Funktionen sind schon im Mutterleib tätig. Außerdem habe ich als zentrale Vermittlerin zwischen bewusstem Wollen und den inneren Organen ebenso Einfluss auf meine »gestörten« Kollegen wie auf das Bewusstsein der betroffenen Menschen.

Info

## Wie funktioniere ich?

Das Zusammenziehen des Zwerchfells und das Heben des Brustkorbs helfen mir, mich zu erweitern und bieten mir den Platz dazu. Manche Menschen atmen mehr mit dem Zwerchfell, andere mehr mit dem Brustkorb. Eine gänzlich einseitige Atmung ist aber ungünstig, weil der vernachlässigte Teil meiner Atmung erstarrt und ich mich nicht vollständig entfalten kann.

Meine Bronchien sind von zarten Muskelfasern umgeben, die sich zusammenziehen und entspannen können. Unter Sympathikusaktivität (Stress, Arbeit) stelle ich die Bronchien weit und beschleunige und vertiefe die Atmung, unter Parasympathikusaktivität (Ruhe, Entspannung) ziehe ich sie zusammen.

Sobald im Körper mehr Sauerstoff gebraucht wird, erhalte ich automatisch über das sympathische Nervensystem den Auftrag, verstärkt Luft ein- und auszuatmen. Ein spezielles Atemzentrum im Hirnstamm leitet und koordiniert die Atmung auch im Schlaf oder in tiefster Bewusstlosigkeit. Andererseits kann das Großhirn und damit der bewusste Wille die Kontrolle über meine Tätigkeit übernehmen. Das Atemzentrum passt vor allem Tiefe und Geschwindigkeit meiner Atmung sehr flexibel den jeweiligen Erfordernissen oder Gefühlszuständen an.

Umgekehrt beeinflussen Rhythmus und Tiefe meiner Atmung rückwirkend wiederum das Atemzentrum im Hirnstamm und über diesen Weg auch dort benachbarte, ebenfalls lebenswichtige Funktionen (z. B. Herz-Kreislauf und Blutdruck) steuernde Zentren dieser Region, von dort schließlich auch die höher gelegenen Hirnstrukturen der emotionalen und geistigen Tätigkeit.

Schon in der Schöpfungsgeschichte der Bibel wird mein Atem »Lebenshauch« genannt. Ich stehe vielfach im Zentrum des Lebens. Im ununterbrochenen Ein- und Ausatmen bin ich »vom ersten bis zum letzten Atemzug« zentrales Bindeglied zwischen innen und außen. Ich habe direkten Einfluss auf die vom bewussten Willen nicht zu beeinflussenden Organe und bin doch selbst diesem unterstellt. Ich atme aber auch unabhängig von ihm noch in tiefster Ohnmacht regelmäßig und zuverlässig, denn ich habe zusätzlich ein eigenes Steuerungszentrum. Kein Wunder also, wenn sich ganze Kulturen und Therapien meiner annehmen und bedienen, um Körper und Seele zu heilen.

Diese Vernetzungen geben also jedem Menschen die Möglichkeit in die Hand, durch bewusste (z.B. im Yoga) oder unbewusste (z.B. beim Sport oder beim Lachen) Regulierung meiner Tätigkeit letztlich auf alle Prozesse störend oder heilend einzuwirken.

Da Art, Tiefe und Rhythmus meiner Atmung sich auf das gesamte vegetative System (z.B. Herz-Kreislauf) auswirken, kann man gerade über mich diese inneren Organe bewusst beeinflussen. Es ist unmöglich, gleichzeitig tief, langsam und regelmäßig zu atmen und aufgeregt zu sein. Deshalb bin ich für Menschen in Panik auch das zuverlässigste und sicherste »Instrument«, mit dem sie selbst relativ rasch Geist und Körper wieder ins Lot bringen.

## »Da bleibt mir die Luft weg«

Alle seelischen Zustände und Regungen spiegle ich in meiner Atmung wider. Fast bei jedem Gefühlsausdruck betätige ich mich: beim Schreien vor Wut, Schluchzen vor Schmerz, Lachen vor Freude und Gähnen bei Langeweile. Dabei merken erstaunlich wenige, wie schnell und eindeutig ich im Vergleich zu anderen Organen bei allen seelischen Empfindungen reagiere. Wen es interessiert, der sollte bei sich selber einmal genau beobachten, wie ich Atemtiefe und Atemrhythmus je nach Gedanken oder Situationen ständig wechsle. In Verbindung mit anderen individuellen Unterschieden entwickle ich bei manchen Menschen typische Atemstile – z.B. die so genannte Seufzeratmung, bei der ich jeweils nach etwa 4–5 oberflächlichen Atemzügen einen tiefen Seufzer folgen lasse.

# Beschwerden

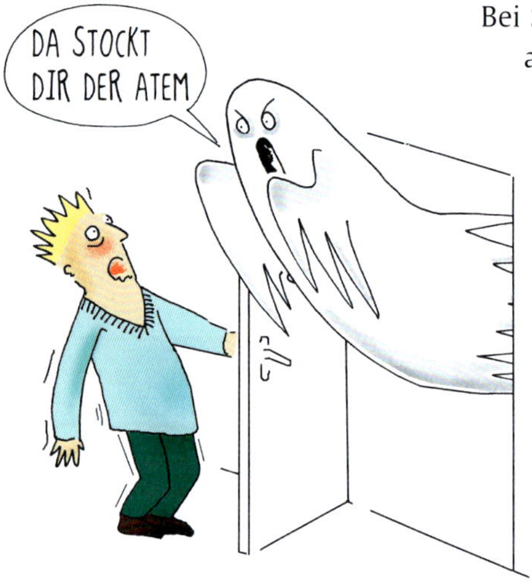


Bei Schreck halte ich »fast bis zum Platzen« die Luft an. Wenn er nicht nachlässt und ich nicht erleichtert ausatmen kann, bleibt diese Luft in mir und der Betroffene atmet mit angespanntem Brustkorb weiter. Ein solches »Tief-Luft-Holen« dient bei Schreck dazu, innezuhalten, sich voll zu konzentrieren und dann gezielt zu reagieren.

Es gibt Menschen, die sich (unbewusst) ständig in einer solchen Schreckhaltung befinden. Ich bleibe dann prall aufgeblasen, der Brustkorb gedehnt und das Zwerchfell nach unten gedrückt. Dieser Zustand wird als unangenehmes Spannungsgefühl (wie ein Reißen um die Brust, meist linksseitig) oder auch als Übelkeit empfunden. Manch einer dachte in einem solchen Zustand schon, er werde gleich an einem Herzinfarkt sterben.

**Info**

## Welche Krankheiten kann ich entwickeln?

Meine organischen Erkrankungen will ich hier nur kurz erwähnen:

- Beim Asthma besteht eine Überempfindlichkeit sowohl der Schleimhäute meiner Bronchien als auch der Bronchialmuskulatur. Während eines Asthmaanfalls verengen sich meine Bronchien und ich kann schlecht ausatmen.
- Als Bronchitis bezeichnet man die Entzündung meiner Bronchien. Sie ist ein Zeichen dafür, dass diese mit der Abwehr oder Vernichtung schädlicher Stoffe oder Bakterien beschäftigt sind.
- Beim Emphysem (deutsch: »Aufblähung«) ist ein Großteil meines Gewebes, darunter viele Luftbläschen, verloren gegangen. Die verbliebenen sind dafür oft übermäßig groß.
- Bei der Lungenentzündung ist ein ganzer Teilbereich von mir vollständig mit Eitererregern erkrankt.
- Beim Lungenkrebs vermehren sich an einer Stelle der Bronchialschleimhaut die Zellen unkontrolliert (bösartig).

## Was brauche ich?

Im Vergleich zu anderen Organen bekomme ich relativ wenig Aufmerksamkeit. Innerhalb der Familie der Organe gelte ich wohl als das zuverlässigste, vielleicht weil ich selber kaum Beschwerden mache. Umso größer ist aber die Panik, wenn das einmal nicht der Fall ist. Andererseits kann ich durch falsche Atmung viele Störungen in anderen Bereichen auslösen (Brustschmerzen, Schwindel, Übelkeit, allgemeine Unruhe und Nervosität), ohne dass meine Beteiligung erkannt wird.

So kennzeichnend das unentwegte Ein und Aus für mich ist, so typisch ist meine Vermittlerrolle an der Nahtstelle zwischen »Seele« und »Körper« – also auch meine Möglichkeiten, auf beide Bereiche positiv und negativ einzuwirken. Dass ich mich mit diesen Fähigkeiten obendrein auch noch dem bewussten Willen der Person unterstellen kann und muss, macht meine zentrale Position bei psycho-somatischen Heilungsprozessen verständlich!

So wie ich bei verspannter, hektischer Atmung die erwähnten Störungen produzieren kann, so kann ich sie durch ruhiges und tiefes Atmen auch beseitigen. Viele haben auch schon selbst erfahren, dass 5–10 Minuten schnelles, hechelndes Atmen (Hyperventilation) genügen, um sehr unangenehme Störungen zu provozieren. Interessanterweise bekommen Patienten dann fast immer genau die Symptome, die sie loshaben wollen!

Es ist aber unmöglich, sich den ganzen Tag um »vernünftiges Atmen« zu bemühen. Was kann ich also empfehlen?

Tipp

## Was tut mir – der Lunge – gut? Und Ihnen auch!

Wie alle Organe brauche ich sowohl Anforderung als auch Entspannung. Mir im Sport gelegentlich die Chance zur vollen Entfaltung zu geben, mich bei jedem Atemzug bis in mein letztes Lungenbläschen mit frischer Luft zu füllen, die Luft wieder auszustoßen und dabei die Kraft zu spüren, die ich durch den Sauerstoff über den ganzen Körper verteile – das stärkt mich und alle anderen Organe! Und wie herrlich ist es, wenn man sich dann zurücklehnt oder -legt und meine Atmung in Bauch und Brust langsam und tief hin und her gehen lässt, ruhig und selbstverständlich wie die Wellen des Meeres. Wie von selber tauchen dann angenehme Gedanken auf, von denen man sich tragen lassen kann.

Die Fähigkeit, mit mir so beruhigend zu atmen, kann man allein oder in einer Gruppe lernen. Ich kann nur allen Leidenden (und Gesunden!) raten, diese Heilungskraft zu nutzen.

### Lassen Sie dem Atem – und damit Ihren Gefühlen – freien Lauf

Viele setzen mich aber ein, um ihre Gefühle zu unterdrücken. Stellen Sie sich einmal vor, Sie wären auf einer Beerdigung und spüren, wie sich in Ihnen ein Schluchzen anbahnt. Was tun Sie, wenn Sie das unterdrücken wollen? Sie werden meinen Atem zuerst anhalten und mich dann zu oberflächlichem Weiteratmen zwingen! Sobald Sie nämlich durchatmen würden, würde auch das Schluchzen aus Ihnen herausbrechen. Gefühle werden über mich ausgedrückt und über mich unterdrückt. Beides ist je nach Zeit und Umstand wichtig. Hier will ich Sie daran erinnern, wie befreit sich Ihr Körper fühlt, wenn Sie einmal Ihren Tränen oder einer Verzweiflung freien Lauf gelassen haben, und wie unangenehm der Kloß zuvor im Hals bei Ihrer unterdrückten Trauer war. Entspanntes Ausatmen (nicht Auspressen!) ist ein hervorragendes Mittel, diese Gefühle fließen zu lassen.

Ich bin sehr daran interessiert, dass Gefühle auch ihren Ausdruck finden und ich nicht ständig zu deren Unterdrückung missbraucht werde. Das kostet mich Kraft und verspannt mich. Wenn ich z. B. über entsprechende Nervenimpulse vom (unbewussten) Wunsch meines »Trägers« informiert wurde, mich auf Schreien vorzubereiten und deshalb Muskeln und Luft schon freudig darauf eingestellt habe – und dann verkrampft er plötzlich alle Muskeln, um mich zurückzuhalten! Das irritiert!

### Nutzen Sie meine Vielfalt! Lachen, singen, stöhnen, schreien

Ein herzhaftes Lachen lockert und entspannt meine Muskulatur. Das langsame Einziehen der Luft beim Riechen an einer Rose, die genau dosierte Bewegung der Luft beim Singen, das Stöhnen beim Erleiden von Schmerzen, die heftige Atmung beim Orgasmus und die Begeisterungsschreie bei meiner Zusammenarbeit mit den Stimmbändern zeigen meine vielfältige Begabung. Kann ich sie verwirklichen, entspanne ich den ganzen Körper. Vielleicht stellen Sie beim Lesen dieser Zeilen selbst verwundert fest, wie Ihre Atmung ohne Ihr bewusstes Dazutun zunehmend ruhiger geworden ist und Sie jetzt den Wunsch haben, einmal tief ein- und auszuatmen. Sie können Ihr eigener Therapeut und Experte sein, indem Sie dem einfach nachgeben.

## Haben Sie genug Freiraum?

Jeder Mensch braucht Luft. Licht und Luft wird oft mit dem Gefühl von Freiheit gleichgesetzt. Jeder Mensch hat das Bedürfnis nach Freiraum um sich herum, in dem er sich bewegen und wohl fühlen oder in den er sich zurückziehen kann. Dieser Freiraum kann in unterschiedlichen Situationen ganz verschieden groß sein. Vielleicht können Sie durch Konzentration auf Ihre Atmung spüren, ob Sie Ihren Freiraum an Ihrem Arbeitsplatz oder zu Hause haben. Wo Sie sich nicht genug Raum schaffen, schnürt es Ihnen vielleicht die Kehle zu oder es verschlägt Ihnen die Stimme und Sie halten die Luft an!

Was können Sie tun, um diesen Freiraum für sich zu pflegen und zu festigen? Könnten Sie jemandem etwas husten, wenn er Ihnen ungewollt zu nahe tritt und Ihnen die Luft wegbleibt? Könnten sie, anstatt den Atem stocken zu lassen, kräftig ausatmen und sich überraschen lassen, welche Fähigkeiten Sie dabei plötzlich in sich entdecken? Wäre es für Sie besser, sich an einen stillen Ort zurückzuziehen und dort eine Verschnaufpause zu machen oder sich einmal kräftig zu wehren? Könnten Sie erst aufatmen, wenn Sie Menschen, die Ihnen zu nahe treten, einmal zurückweisen?

Stellen Sie sich vor, man würde Ihnen die Erlaubnis geben, überall in Ihrem Leben mehr Freiraum wahrnehmen zu können! Wo und wie würde sich das auswirken? Vielleicht haben Sie auch Lust, die im folgenden Kasten vorgestellten Atemübungen auszuprobieren.

ÜBUNG

## Atemübungen

Beim Atmen zeigt sich besonders deutlich, wie Psyche und Soma aufeinander reagieren. Der Atem gilt bei Körperpsychotherapeuten als einer der schnellsten und leichtesten Wege, den Körper zu beeinflussen. Die folgenden Übungen stammen von der Züricher Körpertherapeutin Benita Cantieni und sind hier nur leicht verändert:

### Große Atemübung im Stehen

Sie machen diese Übung im Stehen. Ihr Mund ist leicht offen. Ihre Zungenwurzel liegt hinten am Gaumen. Stellen Sie sich vor, die oberste Spitze Ihres Hauptes hängt an einem goldenen Faden, den eine unsichtbare Hand bei jedem Atemzug zart ein bisschen höher zieht. Ihre Körperhaltung ist aufrecht, die Knie sind locker, das Becken ist aufgerichtet. Ihre Schultern sind leicht nach außen gezogen und entspannt. Ihr Kopf ist hoch und der Blick geradeaus. Hals und Nacken sind entspannt. Ein leichtes Lächeln liegt auf Ihrem Gesicht. Dann konzentrieren Sie sich auf Ihre Atmung:

Sie atmen in der Vorstellung beim Einatmen aus der Erde heraus und durch die Beine ein. Der Atem geht dann über die Wirbelsäule nach oben. Sie atmen durch die Spitze des Hauptes aus und wachsen bei jedem Atemzug in der Vorstellung ein klein wenig. Jeder Atemzug macht Sie etwas leichter. Das ganze zehn Atemzüge lang.

### Kleine Atemübung im Sitzen oder Liegen

Ihr Mund ist leicht offen. Ihre Zungenwurzel liegt hinten am Gaumen. In Ihrer Vorstellung atmen Sie links am Kinn ein und rechts oben an der Geheimratsecke aus. Dann atmen Sie am rechten Kinn ein und an der linken Geheimratsecke aus. Diese Abfolge jeweils dreimal.

Dann atmen Sie am Hinterkopf leicht rechts über der Halswirbelsäule ein und am obersten seitlichen Schädelrand links aus. Dann Seitenwechsel: Links neben dem obersten Halswirbel einatmen und rechts beim oberen seitlichen rechten Schädelrand wieder ausatmen. Das auch jeweils dreimal.

(Diese Übungen entstammen dem Buch: Storch M, Cantieni B, Hüther G, Tschacher W. Embodiment: Die Wechselwirkung von Körper und Psyche verstehen und nutzen. Bern: Huber; 2007)

# Herz- und Kreislaufbeschwerden

Herz und Kreislauf: Unsere wichtigste Aufgabe ist es, die Stoffwechselwünsche aller Organe und Gewebe zu erfüllen. Wie das Nervensystem elektrische Impulse im Körper hin und her schickt, so bringen wir Sauerstoff, Nährstoffe, Abwehrzellen, Hormone und andere lebenswichtige Stoffe zu den Orten, wo sie benötigt werden und entfernen dort entstandene Abbaustoffe. Wir sind also Lieferant, Post und Müllabfuhr zugleich. Deshalb sind wir rund um die Uhr im Einsatz. Diese Beständigkeit ist für uns ebenso charakteristisch wie unsere Flexibilität: In Sekundenschnelle müssen wir das Blut an die Orte bringen, wo es benötigt wird: Das sind in Gefahrenmomenten andere als im Schlaf, beim Essen oder beim Rechnen! Diese Flexibilität ist auch der Grund, warum Teile von uns gelegentlich »entgleisen« können (was manche gleich panisch werden lässt). Aber dazu später.

## Herz und Kreislauf stellen sich vor

Zu uns gehören das Herz als Zentrum sowie alle Gefäße, die den Körper durchziehen. Man spricht von »Kreislauf«, weil das Blut ständig aus dem Herzen heraus- und wieder hineinfließt. Unterwegs können die Gefäße dann die verschiedenen Stoffe aufnehmen und wieder abgeben – wie Passagiere in einer Straßenbahn. Zuerst wird sich nun das Herz vorstellen, im Anschluss daran berichten die Gefäße von ihrer Tätigkeit.

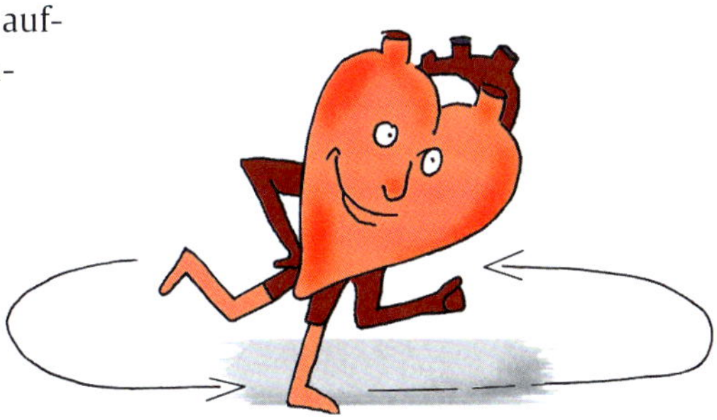

### Das Herz

Ich befinde mich in der Mitte des Körpers hinter dem Schutz der Rippen im linken Brustkorb. Man hat in mir schon immer das Zentrum der Lebenskraft gesehen und so wurde mein Name auch Symbol für den Ausdruck von Liebe. Meine Aufgabe ist die einer Pumpe. Jede Minute pumpe ich das gesamte Blutvolumen von 4–5 Litern einmal durch den ganzen Körper! Meinen Puls passe ich genau den Bedürfnissen des Körpers an. In Ruhe schlage ich langsam, in der Nacht oft nur bis zu 50-mal in der Minute. Bei körperlicher oder seelischer Belastung, wenn also von den Organen mehr Blut gebraucht wird, schlage ich schneller; bei starker Anstrengung bis zu 180-mal pro Minute. Mein Herzschlag ist grundsätzlich unregelmäßig, beim Einatmen beschleunigt er sich, beim Ausatmen verlangsamt er sich. Je harmonischer Herzschlag und Atmung miteinander abgestimmt sind, desto ausgeglichener ist unser vegetatives Nervensystem. Da ich insgesamt pro Tag ca. 60 000-mal schlage, kann es durchaus vorkommen, dass einige Schläge »aus der Reihe tanzen«, die manche Menschen als unangenehmes Stolpern empfinden. Sollte so einer meiner Herzschläge zu früh einsetzen, mache ich danach automatisch eine kleine Pause, um nicht unnötig schnell zu schlagen. Ein solches Stolpern muss also niemanden beunruhigen!

## Die arteriellen Gefäße

Wir sind im ganzen Körper anzutreffen. Unser stärkster Teil ist die große Hauptschlagader oder Aorta, in die das Blut aus der linken Herzkammer gedrückt wird. Von dort aus verzweigen wir uns, sodass zuletzt jeder Teil des Körpers mit unseren feinsten Blutgefäßen, den sogenannten Kapillaren, versorgt wird. Der Druck in unserem Gefäßsystem schwankt mit jedem Pulsschlag zwischen einem hohen Wert, dem systolischen Druck, und einem niederen, dem diastolischen Druck. Ein durchschnittlicher Blutdruck schwankt zwischen 120 und 80 mmHg. Er wird einerseits durch die Kraft des Herzens reguliert, andererseits durch unsere Fähigkeit, uns durch feine Muskelfasern in unseren Gefäßwänden zusammenzuziehen und damit den Druck zu erhöhen.

## Die venösen Gefäße

Die Kapillaren vereinigen sich in einem wieder sehr verzweigten Netz zu unseren Venen, mit denen wir das verbrauchte Blut aus den Organen abtransportieren und zum Herzen zurückführen. Dabei müssen wir es von den Füßen bis zum Herzen eine große Strecke entgegen der Schwerkraft befördern. Der Druck in unserem venösen Gefäßsystem ist niedrig und schwankt ein wenig.

Wir haben eine schwächer ausgeprägte Muskulatur als die Arterien und sind insgesamt eher weit gestellt. Deshalb befindet sich in unserem Gefäßsystem immer wesentlich mehr Blut als im arteriellen. Auf diese so genannte »Reserveblutmenge« kann bei besonderen Belastungen zurückgegriffen werden.

## Flexibilität ist unsere besondere Stärke

Von Sekunde zu Sekunde stellen wir – das Herz- und Kreislaufsystem – unsere Leistungen je nach Bedürfnis des Körpers um. Ständig werden Herzschlag und Blutdruck durch vielfältige Messfühler und Regelkreise vom Gehirn kontrolliert und auf die jeweiligen Notwendigkeiten eingestellt. Die Durchblutung einzelner Organe können wir so von Sekunde zu Sekunde entweder drosseln oder verstärken.

Wir wollen dies einmal darstellen am Beispiel eines Hundertmeterläufers, der ja innerhalb kurzer Zeit eine maximale Leistung zeigen muss, sodass wir hier besonders gefordert sind. Schon in dem Moment, da sich der Läufer in die Startlöcher begibt, fangen wir an, uns auf die zu erwartende Leistung einzustellen. Der Herzschlag wird schneller, die Blutgefäße, mit denen wir die Muskulatur versorgen, stellen wir weit; die anderen, mit denen wir z. B. den Darm versorgen, verengen wir. Mit unserem Kreislaufsystem reagieren aber auch andere Organe: Die Lunge stellt die Atemwege weit, die Muskulatur wird in Bewegungsbereitschaft versetzt, was sich als feines Zittern zeigt. Der Körper ist also schon vor dem Start im Sinne einer Energiebereitstellung extrem aktiviert, sodass während des Laufs eine optimale Versorgung und Leistung gewährleistet ist.

### Training steigert unsere Leistungsfähigkeit

Durch regelmäßiges Training lässt sich unsere Leistungsfähigkeit erheblich steigern. Bei nicht trainierten Menschen reagieren wir schon bei geringer körperlicher Belastung mit einer schnellen Steigerung des Herzschlags, während wir dies bei trainierten Menschen nicht nötig haben. Durch körperliche Schonung neigen wir also immer mehr zu überschießenden Reaktionen, auch bei kleinen Anforderungen (was etliche Patienten dann als »Krankheit« erleben und sich erst recht schonen).

Fast genauso wie vor einem Start beim Hundertmeterläufer reagieren wir, wenn jemand Angst hat. Wir empfangen dann praktisch die gleichen Signale vom Gehirn, da wir uns bei Angst – ein Erbe unserer frühen Vorfahren – immer auf eine extreme körperliche Belastung gefasst machen: sei es im Sinne von Angriff oder Flucht. Begegneten z. B. die Steinzeitmenschen einem Löwen, gab es nur die Möglichkeit davonzulaufen oder zuzuschlagen. In der heutigen zivilisierten Welt ist es so, dass diese Energiebereitstellungsreaktion eines starken Gefühls wie Wut oder Angst nicht mehr körperlich genutzt wird. Hat Martin also Angst, wenn sein Vorgesetzter ihn kritisiert, befindet er sich körperlich in der gleichen Situation wie der Hundertmeterläufer vor dem Start, ohne dass die bereitgestellte Energie dann aber auch durch eine körperliche Aktivität wirklich genutzt wird. Wir reagieren also biologisch vorprogrammiert auf Angst. Daher ist es für uns unerheblich, ob die Auslöser der Angst wirklich vorhanden oder eingebildet, bewusst oder unbewusst sind. Diese Unabhängigkeit von bewusstem Denken macht uns, das Herz-Kreislaufsystem, zuverlässig und eigenständig, dafür aber auch wenig kontrollierbar für die Betroffenen.

## Porsche oder Traktor?

Es ist bekannt, dass wir uns nicht bei allen Menschen gleich verhalten. Vererbungseinflüsse spielen eine große Rolle. Bei manchen Menschen reagieren wir feinfühlig und rasch mit einer schnellen Energiebereitstellung, bei anderen eher langsam und träge. Richtig verstanden ist unsere schnelle Energiebereitstellungsreaktion ein Luxus, der sich auf körperlichem oder geistigem Gebiet in einer schnellen Reaktionsfähigkeit oder hohen Leistungsbereitschaft zeigt. Häufig zeichnen sich solche Menschen durch große Sportlichkeit oder durch ihre Fähigkeit aus, sich schneller als andere aktuellen Situationen anpassen zu können. Dies äußert sich auch in der Berufswahl: Unter solchen Personen sind häufiger Berufssportler, Piloten, erfolgreiche Kaufleute usw.

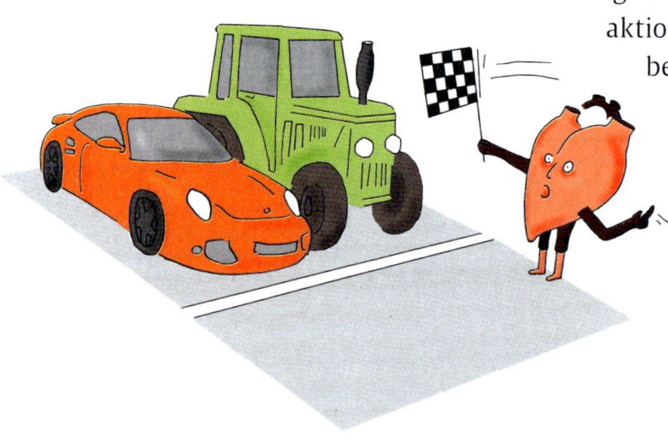

Diesen Unterschied, entweder schnell und kräftig oder langsam und träge zu reagieren, kann man mit zwei Typen von Fahrzeugen vergleichen: Porsche und Traktor. Beides sind wertvolle Fahrzeuge, die jedoch für sehr spezielle Leistungen konstruiert sind. Ein quicklebendiger »Porsche-Kreislauf« neigt auch eher einmal zum Überschießen als ein gemächlicher »Traktor-Kreislauf«, den so schnell nichts aus der Ruhe bringt. (Vor allem die »Porsche-Menschen« müssen also lernen, mit ihrem »Luxuskörper« zu leben.)

Info

### Störungen unseres Systems

Wir können durch zwei Arten von Störungen auffallen:

- Durch funktionelle Störungen ohne jegliche Veränderung im Aufbau unserer Organe. Untersuchungen ergeben hier keinen krankhaften Befund. Teile von uns reagieren aber übermäßig stark oder schwach, was für den Betroffenen sehr schmerzhaft, belastend und schier unerträglich sein kann.
- Durch Störungen unseres Systems als Folge organischer Veränderungen, wie z. B. Verkalkung der Herzkranzgefäße, eines Lochs in der Herzscheidewand oder hormoneller Störungen, die unser Herz-Kreislaufsystem übermäßig belasten. Diese organischen Ursachen können durch eine medizinische Untersuchung festgestellt werden.

## Unsere funktionellen »Störungen«

Die meisten funktionellen Störungen sind ein Ausdruck dafür, dass wir Energie bereitstellen, diese aber nicht abgerufen wird. Die Verschiedenartigkeit der Symptome entsteht dadurch, dass jeweils Teile unserer Gesamtreaktion im Vordergrund stehen. Bei den davon betroffenen Menschen lösen sie Angst aus, weil sie unsere Energiebereitschaft als Krankheit missverstehen. Wie Sie wissen, treibt uns diese Angst noch zusätzlich an und kann so einen Teufelskreis bewirken.

### Herzklopfen

Unter erhöhter Leistungsbereitschaft müssen wir mehr Blut durch den Körper pumpen, da es Nährstoffe und somit Energie transportiert. Dies tun wir

**ÜBUNG**

## Energiebereitstellung: Wie fühlt sich das an?

Damit Sie uns besser verstehen, schlagen wir Ihnen eine kleine Übung vor: Provozieren Sie uns einmal zu einer Energiebereitstellungsreaktion, indem Sie zehn kräftige Kniebeugen machen. Halten Sie dann plötzlich stehend inne und beobachten Sie genau, wie wir in Ihrem Körper reagieren. Da wir unsere Aktivität nicht so rasch stoppen können, werden Sie alle oder einige der folgenden Symptome erleben (wahrscheinlich unangenehm, weil Sie die Energie nicht mehr abführen, aber ohne Angst, weil Sie den Zusammenhang verstehen). In der Abb. zeigen wir unsere häufigsten Reaktionen im Rahmen einer Energiebereitstellungsreaktion. Nur wenige Menschen können alle empfinden. Notieren Sie jetzt Ihre »Symptome« aus dieser Übung. Falls Sie unter Herz-Kreislaufanfällen leiden, können Sie die Symptome aus der Übung mit denen vergleichen, die Sie sonst haben. Im folgenden Text erhalten Sie Erklärungen zu den einzelnen Symptomen.

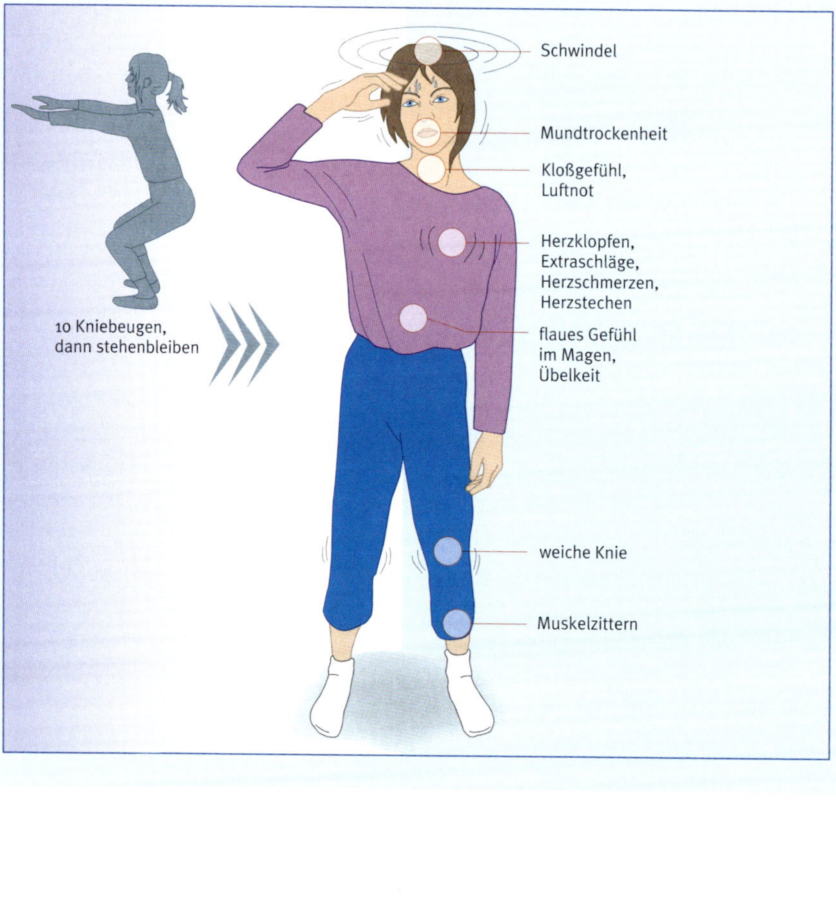

bei körperlicher Tätigkeit und bei Aufregung. Wer seine Aufregung versteht, kann auch unser Herzklopfen als dazugehörend akzeptieren. Der Grund der Aufregung (Verliebtheit, Zorn, Angst usw.) spielt für uns keine Rolle. Dabei können wir mühelos über längere Zeit unsere Herzfrequenz bei 120 und mehr Schlägen pro Minute halten. Ein derartiger Anstieg ist also nicht krankhaft. Bei sportlichem Training beginnt für uns erst ab einer Herzfrequenz von 100 und mehr pro Minute ein wirklicher Trainingseffekt. Ein Anstieg auf 160 pro Minute bei einem sportlichen Training ist für uns normal und harmlos. Viele Menschen aber, die generell zu schnellem Herzklopfen neigen (Porsche-Typen), vermeiden ängstlich solche Frequenzen. Sie können deshalb die Kraft unseres Herzschlages nicht trainieren, und wir müssen die fehlende Kraft schon bei geringer Belastung durch schnelleres Herzklopfen ausgleichen. Bei Trainierten dagegen steigt die Pulsfrequenz aufgrund der besseren Schlagkraft unserer Herzmuskeln nicht so schnell an.

**Extraschläge (Extrasystolen).** Bei raschem Umschalten auf Beschleunigung oder Verlangsamung unserer Herzschläge kann es gelegentlich vorkommen, dass wir einen zusätzlichen Herzschlag erzeugen und unser Rhythmus kurzzeitig nicht mehr ganz gleichmäßig ist. Einige spüren ein solches »Herzstolpern«, das als völlig normale Reaktion anzusehen ist, auch bewusst.

## Funktionelle Herzschmerzen, Kloßgefühl, Luftnot

Zu jeder Bereitstellungsreaktion gehören die Dehnung des Brustkorbs und die Anspannung der Muskulatur zwischen den Rippen. Dadurch kann tiefer eingeatmet, mehr Sauerstoff aufgenommen werden. Ängstliche und körperlich untrainierte Patienten nutzen dies aber nicht, sie bleiben kurzatmig, oft eher hechelnd. Die Folgen sind unangenehm. Die Muskelanspannung des erweiterten Brustkorbs erleben sie als Engegefühl über der Brust. Oft sind diese Beschwerden auf die linke Körperseite konzentriert, sodass sie annehmen, die Schmerzen kämen vom Herzen. Sie richten dann ihre ganze Aufmerksamkeit ängstlich auf diesen Bereich, wodurch dort die nervliche Anspannung noch größer wird. Dies führt zu einer zusätzlichen Verspannung der Muskulatur im Zwischenrippenbereich, die schmerzhaft ist und die oft in andere Körperbereiche, wie Bauch, Hals und Arme, ausstrahlen kann. Außerdem können Verspannungen der Rückenmuskulatur, die man dort gar nicht wahrnimmt, in den linken Brustraum ausstrahlen und als Herzschmerzen gedeutet werden.

Flaches, hechelndes Atmen anstelle tiefen Durchatmens lässt den Sauerstoff außerdem nicht mehr bis zu den weit gestellten Lungenflügeln gelangen, er streicht nur in den Bronchien hin und her. Die Folge ist ein Gefühl von Luftnot und Atembeklemmung. Aus Angst vermeiden die Betroffenen dann das, was helfen würde: körperliche Bewegung und tiefes Ausatmen.

## Flaues Gefühl im Magen, Übelkeit

Der Körper ist biologisch auf Leistung eingestellt. Deshalb durchbluten wir den Bauchraum schlechter, er ist nicht auf Nahrungsaufnahme vorbereitet. So kann es dort zu Übelkeit kommen. Aus dem Bereich des Leistungssports ist bekannt, dass während intensiver sportlicher Betätigung der Organismus nicht im Stande ist, irgendwelche Nahrung aufzunehmen. So können z. B. Marathonläufer ihren Energiehaushalt allenfalls durch Flüssigkeitslösungen oder Traubenzucker ergänzen, nicht aber durch die Aufnahme fester Nahrung.

## Weiche Knie, Zittern

Die Gelenke sind auf Bewegung (Flucht oder Angriff) programmiert, die Muskeln im Rahmen der Energiebereitstellung hoch erregt. Vom Betroffenen wird die Erregungsbereitschaft der Gelenke als unsicherer Stand (weiche Knie) erlebt und die hohe Muskelerregung als Zittern, solange keine gerichteten Bewegungen ausgeführt werden.

## Kreislaufbedingter Schwindel

Neben Schwindel bei erniedrigten Blutdruckwerten tritt er bei Bereitstellungsreaktionen ohne Bewegung dadurch auf, dass uns wegen der Weitstellung der Gefäße in der Muskulatur die Durchblutung des Kopfes nicht mehr gelingt. Körperliche Bewegung korrigiert dies, indem die Muskeln das Blut sowohl aus unseren arteriellen als auch aus unseren venösen Gefäßen austreiben, sodass es für die Durchblutung des Kopfes ausreicht. Durch körperliche Aktivität kann man also Blutdruck und Schwindel beeinflussen, auch wenn man zunächst eher den Wunsch hat, sich hinzulegen (obwohl der Schwindel so ebenfalls behoben wird, da wir das Blut nicht mehr nach oben befördern, sondern nur auf gleicher Ebene im gesamten Körper verteilen müssen. Leider lernt man damit ein Schonverhalten, das nur zu weiteren Schwindelattacken beiträgt).

Info

## Unsere organischen Störungen

Wenn unser Blutdruck dauerhaft erhöht ist, kann diese funktionelle Störung in eine organische übergehen. Wenn unser diastolischer Blutdruckwert dauerhaft über 95 mmHg liegt und der systolische in Ruhe je nach Alter 140–160 mmHg übersteigt, spricht man von Hypertonie.

### Erhöhter Blutdruck (Hypertonus)

Als Ursache dafür, dass wir andauernd erhöhte Blutdruckwerte haben, lassen sich in ca. 5 % organische Erkrankungen, z. B. Nierenerkrankungen oder hormonelle Störungen, finden, auf die wir eigentlich nur reagieren und so die Erkrankung dieser Organe widerspiegeln. Bei den meisten Hochdruckkranken können Ärzte eine eigentliche Ursache nicht feststellen. Alkoholmissbrauch und Übergewicht sind Faktoren, die den Blutdruck steigern. Bei erhöhtem Blutdruck melden wir diesen normalerweise durch unsere Messfühler in den Gefäßen ans Gehirn. Dieses leitet dann Maßnahmen zur Blutdrucksenkung ein. Diese Informationen können jedoch durch gegenläufige Informationen des Gehirns, wie sie z. B. bei andauernder seelischer Belastung vorhanden sind, unterbrochen werden.

Unsere ganze Aktivität – sowohl die des Herzens wie die der Gefäße – bleibt dann auf dem erhöhten Anspannungsniveau bestehen. Wenn dieses über lange Zeit anhält und wir nicht mehr zur Entspannung kommen, verstehen unsere Messfühler dies als Normalzustand und sorgen nicht mehr für Maßnahmen zur Senkung des Blutdrucks über das Gehirn. Dann haben wir einen fixierten Bluthochdruck erreicht. Ein solcher Bluthochdruck kann aber auch durch zu viel Flüssigkeit im gesamten Gefäßsystem entstehen, was oft die Folge einer erhöhten Kochsalzzufuhr ist, die Wasser im Körper bindet. Maßnahmen zur Senkung des Bluthochdrucks (z. B. salzarme Nahrung, Entspannung, Sport usw.) sind andernorts ausführlich beschrieben worden.

### Herzschmerzen (Angina pectoris)

Unser Zentrum, das Herz, reagiert sehr empfindlich auf eine mangelnde Blutversorgung seines Muskelgewebes. Wenn seine Herzarterien, z. B. aufgrund einer Gefäßverkalkung oder auch aufgrund eines Gefäßmuskelkrampfes verengt sind, fühlt es sich in seiner Leistung sehr gestört und meldet dies sofort in Form von Schmerz. Mit diesen Beschwerden reagiert es vor allem, wenn es trotz dieser organischen »Wunde« erhöhte Leistung erbringen soll, z. B. bei körperlicher Anstrengung oder auch bei Kälte. Die Herzgefäßverkrampfungen können auch in Ruhe auftreten. Sollte eines unserer Gefäße am Herzen durch ein Gerinnsel völlig verstopft werden, kommt es zur Unterbrechung der Blutzufuhr und so zu einem meist sehr heftigen und anhaltenden Schmerz. In der Folge kann ein Teil unseres Herzmuskelgewebes absterben. Dies nennt man einen Herz-

infarkt. Ärztliche Untersuchungen können bei uns eine solche Störung genau diagnostizieren.
In Verlauf und Stärke dieser organischen Störungen sind wir sehr stark durch seelische Faktoren zu beeinflussen. Auch hier gilt, dass Angst, Anspannung und ständige körperlich-seelische Belastung auch unser Herz in seiner Leistung fordern und ihm eventuell zu wenig Ruhe lassen, was gerade das kranke Herz besonders bräuchte. Vollständige Schonung nutzt uns aber auch wenig, da es die Reserveleistungskraft des Herzens schwächt. So helfen uns bei organischen Erkrankungen in eingeschränktem Maße die gleichen Maßnahmen wie bei unseren funktionellen Störungen.

## Angst und Angstbewältigung

Verbindungen zwischen uns, dem Herz- und Kreislaufsystem und der Angst sind eng. Über die Bereitstellungsreaktion haben wir ja ausführlich gesprochen. Eine Möglichkeit, diese auszulösen, ist Angst. Manche Menschen mit funktionellen Herzstörungen nehmen die auslösende Angst gar nicht bewusst wahr, wohl aber unsere (überschießenden) Reaktionen darauf. Und wegen diesen haben sie dann bewusst Angst. Sie glauben, an Herzrasen, Schwindel, Luftnot oder Herzschmerzen sterben zu müssen, obwohl wir diese Zeichen

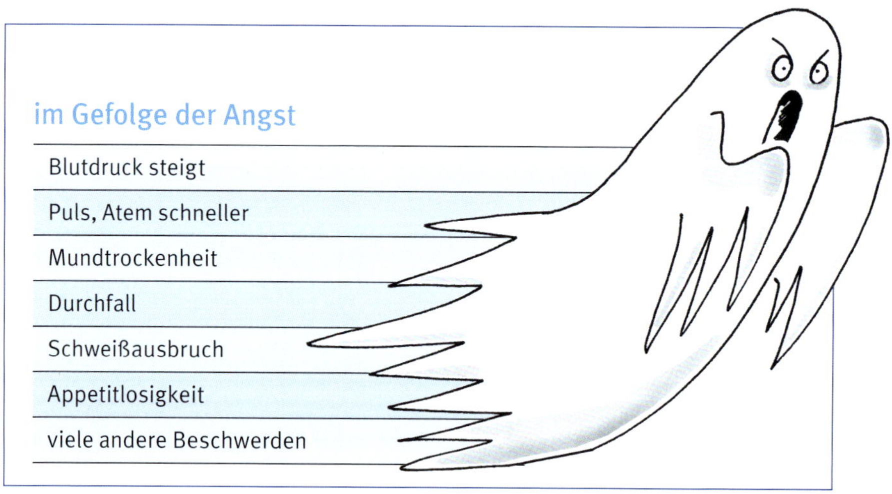
im Gefolge der Angst
Blutdruck steigt
Puls, Atem schneller
Mundtrockenheit
Durchfall
Schweißausbruch
Appetitlosigkeit
viele andere Beschwerden

▲ Der körperliche Teil der Angst.

ja eigentlich zu ihrem Schutz erzeugen. Dieser auf uns bezogene Teil der Angst ist unnötig und vergeht, wenn man versteht, wie und warum wir so reagieren.

Viele beruhigt daher dieses ganze Wissen und sie brauchen keine weitere Hilfe. Für andere aber gilt, dass sie zusätzlicher Hilfe bei der Bewältigung der eigentlich auslösenden Ängste bedürfen. Dafür sind wir aber nicht mehr zuständig! Diese zu verstehen und zu verändern ist Sache der psychosomatischen Diagnostik und Therapie (siehe S. 135).

Tipp

### Bewegen Sie sich und atmen tief aus

Gerade während und wegen (nicht »trotz«) eines akuten »Angstanfalls« brauchen wir körperliche Belastung zur Energieabfuhr. Sehr hilfreich ist dies kombiniert mit richtiger Atmung im Anschluss daran: Wie kein anderes Organ können uns Geschwindigkeit und Tiefe der Atmung direkt beeinflussen (auch in einer Paniksituation, in der Sport einmal nicht möglich ist): Bauchatmung, kombiniert mit tiefer Ein- und Ausatmung, beruhigt Körper und Geist aus Gründen, die im vorangegangenen Kapitel näher beschrieben wurden.

## Welche Medikamente beeinflussen uns?

**Beruhigungsmittel.** Aus Ratlosigkeit werden bei unseren funktionellen Störungen immer wieder Beruhigungsmittel gegeben. Sie dämpfen die Angst und das ganze vegetative System, also auch unsere Reaktionen. Diese momentane Erleichterung verhindert alle anderen, vielleicht schwerer erzielbaren Lösungen und macht abhängig von fremder Hilfe. Wir gewöhnen uns daran, sodass wir bei jedem Absetzversuch wieder verstärkt reagieren. Außerdem fühlen Betroffene sich darin bestärkt, dass sie krank seien, da eine Tablette hilft. Die Angst bleibt also unter der Einnahme von Beruhigungsmitteln erhalten, nur ist sie etwas gedämpft und deshalb besser erträglich.

**Betablocker.** Darüber hinaus werden je nachdem, welches unserer oben beschriebenen Symptome im Vordergrund des Geschehens steht, speziell darauf wirkende Mittel verschrieben. Davon seien vor allem die Betablocker erwähnt. Sie blockieren (daher der Name) einen Teil der Erregungsübertragung vom Sympathikus auf unsere Organe und bewirken so eine niedrigere Pulsrate und eine Senkung unseres erhöhten Blutdrucks. Bei Hypertonus, Herzkranzgefäßverengung und nach einem Herzinfarkt können uns diese Mittel sehr entlasten. Wir sind dann aber auch etwas träge, was unangenehm auffallen kann.

## Was erwarten wir von Martin?

**Herz:** »Wir reagieren auf die Reize des vegetativen Nervensystems, die aus deinem Gehirn kommen und diese sind sehr vielfältig. Oft werden wir ganz schön aufgepeitscht. Wir stellen uns so immer wieder auf Leistung ein, die du dann doch nicht abrufst. Wenn wir so im »Leerlauf« angetrieben werden, ist es kein Wunder, dass wir dir auffallen. Auch während deiner Hektik des Tages werden wir ganz schön gebraucht, aber da nimmst du uns ja kaum wahr. Wir haben mit der Zeit gelernt, sehr genau auf die Botschaften deines Gehirns zu reagieren.

Auch abends oder nachts, wenn du über dein Leben grübelst, reagieren wir – schwupp – darauf! Dann aber scheinst du dich nur noch mit uns zu beschäftigen. Vielleicht fällt dir das auch leichter als das andere Thema. Dann denkst du, wir seien nicht in Ordnung und rennst zum Arzt. Wenn er dich beruhigt, dürfen wir uns wieder entspannen. So machst du aber uns zum Sündenbock!

Wir möchten überhaupt nicht soviel Aufmerksamkeit von dir. Wir arbeiten sehr zuverlässig. Was würden wohl deine Mitarbeiter in der Firma tun, wenn du sie auch so misstrauisch beäugen würdest?

### Wir arbeiten gerne auch einmal hart!

Am liebsten wäre es uns, wenn wir ein- oder zweimal am Tag unsere volle körperliche Leistungsfähigkeit über längere Zeit entfalten könnten in dem Gefühl, dabei auch wirklich gebraucht zu werden. Wenn dein ganzer Körper in vollem Einsatz ist, können wir den Blutfluss und die Verteilung des Blutes im Körper enorm steigern. Je mehr wir solche Gelegenheiten haben, uns zu trainieren, desto kräftiger und belastbarer werden wir. Dann sind wir auch nicht mehr so leicht aus der Ruhe zu bringen. Das lernen wir aber nicht, wenn wir aus einer Ruhephase heraus kurzfristig angepeitscht werden und dann wieder – weil du vor uns Angst bekommst – entspannen sollen. Suche dir also eine sportliche Aktivität aus, mit der du langsam beginnen und die du von Tag zu Tag etwas steigern kannst. Dazu eignen sich vor allem Laufen, Fahrrad fahren und Schwimmen.

Eine gesunde Ernährung mit wenig Salz, wenig Fett und die Vermeidung einer Überernährung tun uns ebenfalls gut. Bei Übergewichtigen müssen wir ja schließlich ständig eine höhere Leistung bringen. Wenn du außerdem übermäßigen Konsum von Genussgiften wie Nikotin, Alkohol und Kaffee vermeidest, sind wir sehr zuverlässige und wenig störanfällige Organe!«

## Was soll ich denn bei Schmerzen und Schwindel machen?

**Martin:** »Wenn ich euch so zuhöre, habe ich den Eindruck, ihr wisst gar nicht, wie quälend für mich Schmerzen und Schwindel sind.«

**Herz:** »Das kann schon sein. Aber mit dieser Feststellung lenkst du davon ab, dass du durch dein Verhalten selbst zu den Schmerzen beiträgst.«

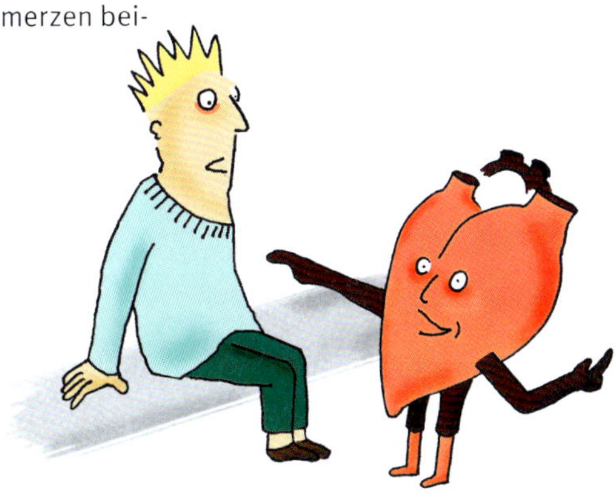

**Martin:** »Das klingt alles ganz einleuchtend, aber in mir sträubt sich einiges dagegen, das zu glauben. Ich fühle mich verwirrt und weiß gar nicht, wo ich anfangen soll.«

**Herz:** »Ich mache dir einen Vorschlag: Höre auf, dich zu schonen, vor allem wenn du deinen Angstanfall bekommst. Du weißt, ich bin gesund, und ich möchte stärker von dir gefordert werden; aber nicht im Sessel durch deine Angstfantasien, sondern in der Turnhalle, beim Joggen oder Fahrrad fahren. Wie gesagt, möglichst täglich solltest du deine körperliche Leistungsfähigkeit trainieren. Darüber würde ich mich freuen, denn nach einer richtigen Anstrengung komme ich auch viel mehr zur Ruhe, als wenn du dich aus Angst zur Ruhe zwingen willst.«

**Martin:** »Das kann ich ja mal versuchen. Aber was mache ich mit meinem Schwindel?!«

**Herz:** »Wie schon erwähnt, kannst du durch körperliche Aktivität mich und den Kreislauf antreiben, und dann sorgen wir auch dafür, dass der Schwindel vertrieben wird. Beim nächsten Schwindel könntest du es ja mal mit 10 Kniebeugen versuchen oder besser mit einem kurzen Lauf um das Haus. Früher war dir oft schwindelig, wenn du beim Fußball plötzlich stehen geblieben bist! Du kannst und wirst lernen, wieder Vertrauen in uns und dich zu finden!«

**Martin:** »Aber was soll ich denn machen, wenn ich so starke Schmerzen habe?«

## Es gibt keine hundertprozentige Sicherheit!

**Herz:** »Erst einmal einen Tipp: Ganz akute Symptome kannst du selbst, außer durch körperliche Belastung, durch deine Atmung beeinflussen. Bewege dich also zuerst kräftig und achte danach auf tiefe und ausgeglichene Atmung – vor allem Ausatmung. Lies das Kapitel über die Atmung dazu! Aber ich merke: Du hast auch jetzt noch 100 weitere Fragen und willst so erst 100-prozentige Sicherheit! Du weißt doch, dass es die so nicht gibt. Außerdem behandelst du mich jetzt wie einen Arzt! Dabei sollte dir doch inzwischen klar geworden sein, dass du handeln musst, statt Fragen zu stellen!«

**Martin:** »Ich hätte wirklich noch viele Fragen! Aber ich merke schon, dass diese Ausdruck meiner Angst sind. Ich sollte wohl wirklich anfangen, euch und mir zu vertrauen. Beim nächsten Anfall nehme ich meine Angst und jogge mit ihr!«

**Herz:** »Hier noch eine Bitte an Bettina: Du könntest uns und Martin viel mehr helfen, wenn du ihn beim nächsten Mal an diesen Vorsatz erinnern würdest, anstatt für ihn den Arzt zu rufen!«

# Kopfschmerz

Als Kopf des Ganzen sind meine Aufgaben vielfältig: Ich nehme Kontakt zur Umwelt auf. Durch Augen, Ohren, Zunge und Nase hole ich von ihr Informationen, durch Stimme und Mimik teile ich mich mit. Deshalb habe ich eine besonders hervorgehobene Stellung und bin mittels einer Vielzahl von Muskeln sehr beweglich.

Wenn sich zwei Menschen begegnen, schauen sie einander ins Gesicht und in die Augen. Dort können sie sehen, in welchem seelischen Zustand sich der andere befindet und wie er auf den Kontakt reagiert. Der mimische Ausdruck, den meine Muskeln im Gesicht »zusammenstellen«, beeinflusst bewusst und unbewusst die gefühlsmäßige Reaktion der Menschen aufeinander. Deshalb bemühen sich viele, »das Gesicht zu wahren«, auch wenn das anstrengend ist. Manche lächeln, auch wenn sie verärgert sind, um damit ihre Botschaft abzumildern. Unser Ausdruck kann unserem inneren Erleben entsprechen (kongruent sein) oder widersprechen (inkongruent sein). Je nach Situation wiederum kann das an- oder unangemessen sein. Gerade Kopfschmerzpatienten sollten manchmal lernen, ihrem Gefühlsempfinden auch den entsprechenden Ausdruck zu geben.

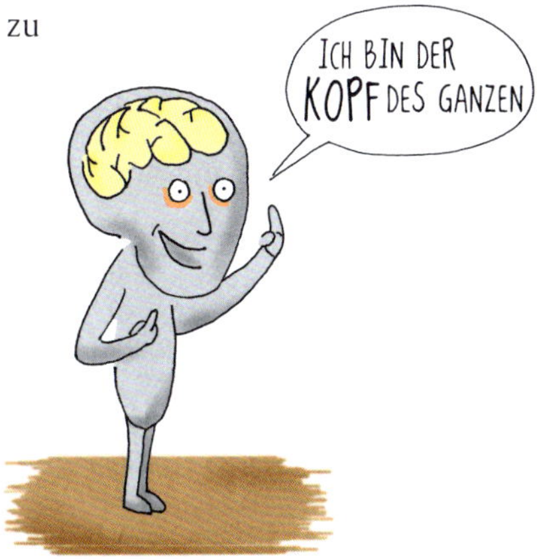


Wenn man sich überlegt, welche Mengen von Funktionen ich zu erfüllen habe, wird auch verständlich, dass ich – trotz meiner herausragenden Bedeutung für den Organismus – relativ leicht störanfällig bin. Mindestens 70–80 % der Bevölkerung leiden einmal oder öfter im Jahr unter Schmerzen, die von mir ausgehen. Nur ein Fünftel davon geht deshalb zum Arzt. Dies ist ein Hinweis darauf, dass meine Schmerzen für viele verständlich sind und sie selbst Möglichkeiten gefunden haben, mit ihnen zurechtzukommen.

# Beschwerden

## Was gehört zum Kopf?

Getragen werde ich von der Halswirbelsäule und deren Muskulatur. Die Wirbelkörper der Halswirbelsäule sind relativ klein und sehr beweglich. Nirgendwo sonst kann sich die Wirbelsäule so weit drehen. Die Muskeln, die mich halten und bewegen, setzen vor allem an meinem hinteren Rand an und haben Verbindungen zur Halswirbelsäule, zum Rücken und zu den Schultern. Durch die Anspannung dieser Muskeln hebe ich mich hoch und halte mich aufrecht, durch Lockerlassen sinke ich nach vorne. Nicken beim Ja-Sagen mache ich also durch Anspannen und Lockerlassen dieser Muskeln. Ich muss ständig einzelne Muskelbereiche benutzen, um durch eine entsprechend orientierte Kopfhaltung möglichst viel mitzubekommen. Es ist schon eine erstaunliche Leistung, die diese Muskeln im Laufe des Lebens für mich erbringen!

Weiterhin bin ich von einer großen Anzahl feinster Muskelzüge umhüllt. Ihr Aufbau prägt die charakteristischen Gesichtszüge eines jeden Menschen. Durch ihre Bewegungen entsteht das ausdrucksreiche und unverkennbar individuelle Spiel der Mimik. Zum größten Teil geschieht dies ohne bewusste Absicht, jeder Mensch kann aber auch meine Mimik absichtlich als Ausdrucksorgan benutzen.

Da ich schließlich auch die wichtigsten Sinnesorgane wie Auge, Gleichgewichtsorgan, Gehör, Geruch und Geschmack unter meinem Dach beherberge und diese sowohl untereinander wie mit dem Gehirn eng zusammenarbeiten, beeinflussen sie mich im Störungsfalle ebenso wie ich sie! Bei Sympathikuserregung in Aufregung z.B. reagieren wir alle empfindlicher!

## Welche Arten von Schmerzen erzeuge ich?

Ärzte sind bemüht, Schmerzen bestimmten Krankheiten zuzuordnen. Das fällt ihnen in meinem Bereich oft schwer. Auf der einen Seite können Schmerzen auf eine organische Erkrankung in mir hinweisen, z.B. auf eine Entzündung meiner Hirnhaut, eine Hirnblutung, einen in mir pochenden Bluthochdruck, eine Augenerkrankung sowie gut- oder bösartige Tumore. Diese Erkrankungen sind aber insgesamt sehr selten der Anlass meiner Schmerzen und in diesen Fällen meistens auch an einer ganz besonderen Gruppe von

Symptomen zu erkennen. Ärzte werden, wenn sie mich untersuchen, daran denken und solche Erkrankungen mit entsprechenden Methoden feststellen oder ausschließen.

In den weitaus meisten Fällen dagegen habe ich eine der folgenden drei Formen von Schmerzen bzw. eine Kombination davon: den Spannungskopfschmerz, die Migräne oder den toxischen Kopfschmerz.

## Spannungskopfschmerz

Diese Schmerzen entstehen, wenn ich meine Muskulatur, die mich hält und umgibt, übermäßig verspanne. Diese Anspannung kann ich über lange Zeit beibehalten, ohne dass sie als solche bemerkbar wird. Durch vielfältige Untersuchungen wurde gezeigt, dass ich z.B. bei der Lösung von schwierigen Aufgaben oder emotionalen Belastungen mit einer erhöhten Spannung dieser Muskelbereiche reagiere. Patienten mit Kopfschmerzen lassen mich in solchen Situationen besonders stark mit dieser Muskulatur, vor allem in Nacken und Stirn, reagieren. Nach Beendigung der Belastung kann ich die Muskulatur jedoch nur allmählich wieder lockern. Bei anhaltender Anspannung werden auch meine die Muskulatur versorgenden Gefäße zusammengedrückt, sodass mir mangels Durchblutung Sauerstoff fehlt und meine Stoffwechselschlacken nicht ausreichend abtransportiert werden. Genau das reizt die Schmerzsensoren in mir.

### Meine Muskeln sind ständig verspannt

Bei den meisten Patienten mit Spannungskopfschmerzen sind meine Muskeln ständig verspannt. Aber erst bei Überschreiten einer bestimmten, von Mensch zu Mensch unterschiedlichen »kritischen Schwelle« merkt der Betroffene dies in Form von Schmerzen. Der Anlass für einen solchen Schwellenübertritt kann ganz banal sein, z.B. eine ungeschickte Bewegung, eine Überanstrengung der Augen oder das »Zucken« bei einem kleinen Schreck. Ursache kann manchmal auch eine ungewohnte Überlastung im Bereich meines Nackens sein, z.B. wenn man mich beim Streichen einer Zimmerdecke ständig zurückgebeugt hat.

Betroffen sind vor allem meine am Nacken ansetzenden Muskeln sowie meine Stirnmuskeln, in deren Bereich auch die stärksten Beschwerden auftreten. Man spürt sie meistens in Form eines lang anhaltenden, drückend-bohrenden Schmerzes. Werde ich dort berührt oder gedrückt, nimmt der Schmerz zu. Meine gesamte Schulter-Nacken-Partie kann sich dann schmerzhaft verspannen. Als Folge wiederum hält mich der Betroffene zur Schonung steif; so entsteht ein Teufelskreis aus Schmerz und Anspannung.

Tipp

### Stimmung und Lebensstil beeinflussen die Kopfschmerzneigung

Wie stark sich meine Muskeln verspannen, hängt in hohem Maße von Befehlen ab, die ihnen das Gehirn (bewusst oder unbewusst) erteilt. Diese erreichen Muskeln oder Gefäße vor allem über das Nervensystem, aber auch über hormonelle Botenstoffe. Da sich Stimmung, Gefühle, Gedanken und Lebensstil in der Aktivierung von Nervensystemen und in der Aussendung von Botenstoffen niederschlagen, tragen sie wesentlich zur Verstärkung oder Linderung der Schmerzen bei.

## Migräne

Mit »Migräne« ist ein ganz bestimmtes Beschwerdebild aus meinem Bereich gemeint, über dessen Ursachen man sich heute wieder streitet. Sicher spielen überschießende Erregungsvorgänge im Mittelhirn und zahlreichen Blutgefäßen eine entscheidende Rolle.

Anders als beim Spannungskopfschmerz zeige ich »Migräneschmerzen« in Form von Anfällen (Stunden bis Tage). Sie sind gewöhnlich einseitig, für Betroffene oft verbunden mit Appetitlosigkeit, manchmal auch mit Übelkeit und Erbrechen. In den Stunden vor dem Auftritt einer Migräne ist der Betroffene oft verstärkt unruhig, manchmal depressiv, gelegentlich auch voll euphorisch-gesteigerter Leistungsbereitschaft. Bei manchen Formen entwickle ich vor dem Schmerzanfall auch ausgeprägte Sehstörungen, Sprachstörungen und selten sogar Lähmungen; man nennt dies »Aura«. Die Schmerzen selbst werden vom Patienten als hämmernd und pochend erlebt; er ist dabei oft besonders licht- und geräuschempfindlich.

Bei der Beschreibung der Symptome habe ich schon unterschieden zwischen den Phasen vor und während der Schmerzen. Dies entspricht nach Meinung vieler Forscher auch unterschiedlichen Phasen meiner Durchblutung.

## Die Schmerzen hängen mit der Gefäßverengung und -erweiterung zusammen

Vor den Schmerzen verengen sich meine Arterien einschließlich der Halsschlagader manchmal so stark, dass einige meiner Gehirnregionen unzureichend mit Blut versorgt sind. Dadurch entstehen die oben genannten Ausfallserscheinungen. Mit einer erhöhten Spannung reagieren meine Gefäße vor allem auf eine Übererregung des sympathischen Nervensystems (was sich oft auch in einer leicht erhöhten Pulsrate sowie in kalten Händen und Füßen äußert). Gefäßverengend wirkt in dieser Phase auch der Anstieg einer wichtigen Substanz in mir: das Serotonin.

Nach einer länger anhaltenden Gefäßverengung lasse ich automatisch, gleichsam als Gegenreaktion, meine Gefäße erschlaffen, wodurch sie sich erweitern und dehnen. Das tue ich vor allem bei den großen Gefäßen. Da aber die kleinen Gefäße unverändert eng bleiben, werden die großen überdehnt. Dies bewirkt den so unangenehm hämmernden Kopfschmerz. Der körperliche Ablauf meines Schmerzgeschehens bei Migräne ist der Spiegel des »seelischen Ablaufs« bei Doris & Co. Diese Schmerzen haben sie meist in Phasen von Entspannung und Ruhe, z. B. in der Zeit zwischen 3.00 und 4.00 Uhr morgens oder an Wochenenden und vor allem dann, wenn sie sich die Tage zuvor besonders angestrengt haben (Sympathikusaktivität hoch!). Doris hat also ausgerechnet dann Schmerzen, wenn sie Zeit und Gelegenheit hat, sich zu entspannen. Entscheidend ist aber, dass die Schmerzen in dieser Ruhephase auf der Ebene meiner Gefäße eine zeitlich verschobene Gegenreaktion zur vorausgehenden Anspannung darstellen. So machtlos Doris in dieser Phase ist – in der Zeit zuvor hätte sie eher Einflussmöglichkeiten.

Dass ich diese Reaktionskette bei manchen Menschen zeige und bei anderen nicht, liegt an meiner erblich bedingten Bereitschaft hierzu! Für die Therapie heißt das, dass man »die« Ursache der Migräne nicht beseitigen, wohl aber durch eine bessere Verteilung von Anspannung und Entspannung im täglichen Leben Intensität und Verlauf von Migräneattacken beeinflussen kann.

### Bei einigen Menschen können auch bestimmte Nahrungsmittel Migräne auslösen

Manchmal reagiere ich auch auf bestimmte Nahrungsmittel mit Migräne, wenn diese gefäßverengend oder -erweiternd wirken, am häufigsten beim Essen von Käse, Schokolade, Zitrusfrüchten und Rotwein, aber auch bei Frankfurter Würstchen, Sojasoße und stark gesalzenen Speisen, gelegentlich sogar bei Fisch, Fleisch und Eiern. Veränderung von Ernährungsgewohnheiten helfen also bereits oft, die beschriebene Kette zu unterbrechen. Achten Sie als Betroffene doch einmal darauf, inwieweit die oben erwähnten Speisen meine Migräneattacke auslösen.

## Toxischer (durch Gifte bedingter) Kopfschmerz

Wenn ich nach einer durchzechten Nacht, in der Sie vielleicht zusätzlich auch noch geraucht haben, »brumme«, wird sich niemand wundern. Ich reagiere sehr empfindlich auf alle Gifte, vor allem mit einem Druckgefühl in der Stirnregion. Die Gifte können sich in der Atemluft befinden, wie z. B. Kohlenmonoxid bei einem schlecht brennenden Ofen, oder von Farbstoffen ausgehen. Sauerstoffmangel reizt meine Schmerzfühler ebenso wie Nikotin, besonders wenn Sie nicht daran gewöhnt sind. Bei starken Rauchern werden sie eher provoziert, wenn sie auf ihre gewohnte Zigarette verzichten.

**Tipp**

**Schmerzmittelentzug**

Erst wenn es gelingt, wirklich standfest zu bleiben und mich mit dem ganzen Körper mehrere Wochen völlig von Schmerzmitteln zu verschonen, können wir uns umstellen und dann aufhören, diesen so genannten »toxischen Kopfschmerz« zu erzeugen. Dabei können manche Medikamente wie Antidepressiva diesen Entzug erleichtern. Manchmal ist er so belastend, dass er von den Patienten nur in einer Klinik durchgeführt werden kann.

### Regelmäßiger Schmerzmittelgebrauch führt selbst zu Kopfschmerzen

Am häufigsten aber werden meine Schmerzsensoren durch die Schmerzmittel selbst erregt. Dies erscheint widersprüchlich, da man sie ja einnimmt, um die Beschwerden zu beheben. Bei regelmäßiger Einnahme kommt es aber zu speziellen Vergiftungserscheinungen, die meine Sensoren besonders empfindlich reizen. Wenn an mehr als zehn Tagen im Monat entweder die üblichen Schmerzmittel wie Aspirin und Paracetamol oder die sogenannten Triptane (Migränemittel) eingenommen werden, entwickle ich den sogenannten Kopfschmerzmittel-Kopfschmerz. Wer nach längerem Ge- oder Missbrauch von Schmerzmitteln auf diese verzichtet, löst in mir zuerst einen deutlich verstärkten, fast unerträglichen Schmerz aus. Dies ist dann Ausdruck eines Entzuges, weil sich der Körper an die Mittel gewöhnt hat. Viele greifen daher gleich wieder zu einer Tablette und geraten so in einen Teufelskreis.

## Kombinationskopfschmerz

Bei vielen Patienten lässt sich überhaupt nicht mehr unterscheiden, worauf eigentlich meine Schmerzsensoren reagieren, ob auf gedehnte Gefäße, auf Muskelverspannungen oder auf Gifte. Gerade bei Migränepatienten entwickle ich durch deren regelmäßige Schmerzmitteleinnahme zusätzliche »toxische« Kopfschmerzen. Außerdem ist festgestellt worden, dass sie ihre Muskulatur genauso verspannen wie Patienten mit Spannungskopfschmerzen.

Betroffene werden mit der Zeit auch zunehmend sensibler für die Wahrnehmung meiner Störungen: Wie im Kapitel über den Schmerz erwähnt, müssen auch meine Schmerzimpulse, trotz ihrer räumlichen Nähe zum Gehirn, erst das Schmerztor passieren, bevor sie von diesem registriert werden. Und viele Patienten haben Gewohnheiten entwickelt, die das Tor öffnen: Je mehr sich z. B. jemand bewusst und ängstlich auf meine Schmerzen konzentriert, desto weiter ist das Tor für meine Schmerzimpulse geöffnet. Den beschriebenen Schmerzformen ist gemein, dass ihnen keine ernsthafte Veränderung meiner Organe, d. h. Muskeln, Gefäße, Schleimhäute usw., zugrunde liegt. Bei der Migräne gibt es zwar eindeutige körperliche Grundlagen, jedoch ohne dauerhafte Organveränderungen. Stattdessen reagieren eher Teile von mir überschießend. Nur sehr selten ist mein Schmerz ein Signal für schwere Schädigungen meiner Organe und dann zeige ich meist zusätzliche Symptome.

## Mit welchen Medikamenten werde ich behandelt?

Manche Kopfschmerzformen kann ich schon nach einer Tasse Kaffee abklingen lassen. Das darin enthaltene Koffein regt den Kreislauf in mir an und verengt meine Gefäßmuskulatur. Es ist auch in manchen Mischpräparaten von

Schmerzmitteln enthalten. Schmerzmittel bewirken natürlich auch eine Linderung meiner Beschwerden. Sie wirken aber nicht »vor Ort«, sondern dämpfen das Schmerzerleben. Sie sollten möglichst selten und nie regelmäßig eingenommen werden.

## Medikamente gegen den akuten Migräneanfall

Bei Migräne beeinflusst mich eine Vielzahl verschiedener Medikamente mit unterschiedlichem Wirkmechanismus:

**Aspirin oder Paracetamol, bei Übelkeit plus MCP-Tropfen.** Meist reicht 1 Gramm Aspirin oder Paracetamol, bei Übelkeit in Kombination mit MCP-Tropfen. Es ist wichtig, gleich hoch zu dosieren und die Medikamente frühzeitig zu nehmen, um den Anfall zu unterbrechen.

**Triptane.** Mittel der zweiten Wahl sind die sogenannten Triptane, von denen es eine große Menge verschiedener Präparate gibt. Sie wirken meist schnell und anhaltend. Leider führen sie bei Überdosierung zum Intoxikationskopfschmerz.

**Ergotamine.** Die früher bekannten Ergotamine sollten wegen ihrer Nebenwirkungen nicht mehr eingenommen werden.

## Medikamente zur Migränevorbeugung

Die bisher besprochenen Medikamente werden während meines Anfalls gegeben. Andere müssen mir regelmäßig über lange Zeit zugeführt werden. Sie sollen dazu führen, dass meine Migräneanfälle weniger häufig und weniger stark auftreten (Prophylaxe).

**Betablocker.** Die bekanntesten sind die Betablocker, die auch das Herz- und Kreislaufsystem in seinem Kapitel als Behandlungsmöglichkeit des Hochdrucks erwähnt. Diese Mittel helfen mir, indem sie die Erregungsübertragung des sympathischen Nervensystems blockieren. In etwa 40 % der Fälle reagiere ich auf Betablocker mit einer eindeutigen Verbesserung meiner Anfälle. Der Nachteil ist, dass ich diese Medikamente dann ständig brauche und dass selten Nebenwirkungen auftreten können, die sich insbesondere auf das Herz und die Atmung auswirken.

**Pestwurz.** Ein weiteres Medikament ist ein Naturheilmittel, der Pestwurz, durch das bei kontinuierlicher Einnahme meine Anfallshäufigkeit positiv beeinflusst werden kann.

Tipp

## Was kann man gegen Kopfschmerzen tun?

Da ich in engstem Verbund mit allen anderen Körperorganen stehe, kann deren Beeinflussung natürlich auch meinen Schmerz verändern. So experimentiert jeder Betroffene ganz automatisch mit verschiedenen Selbsthilfemöglichkeiten herum und erwirbt sich einen wertvollen Erfahrungsschatz, den er sich bewahren und aus dem er immer wieder schöpfen sollte. Zum Beispiel verengen sich meine Gefäße, wenn die Stirn mit einem kalten Waschlappen gekühlt wird – bestimmte Schmerzformen lassen so nach. Andere Beispiele sind ein Wärmekissen in den Nacken, ein heißes Bad, eine heiße Dusche, Singen, sportliche Aktivität, Massieren, Gymnastik, Lockerungsübungen, Entspannungstechniken oder Ablenkung. Wenn ich jemals auf eine dieser Möglichkeiten im Sinne der Schmerzlinderung reagiert habe (egal, ob oder wie man das erklären könnte), ist dies auch bei der nächsten Schmerzattacke möglich! Wenn nicht, dann vielleicht beim übernächsten Mal.

Ob und in welchem Ausmaß meine Schmerzsensoren gereizt werden und wie stark dies dann empfunden wird, hängt von der Art ab, wie der Einzelne damit umgeht: Wer sich von Schmerzen nicht abhängig macht, Selbsthilfemöglichkeiten ausprobiert und experimentiert, spürt diese weniger als der, der sich ihnen hingibt. Der öffnet nämlich das Schmerztor. Manche brauchen meine Schmerzen auch, um sich Ruhe und Schonung – wovon auch immer – zu gönnen! Die sollten die Sache einmal von dieser Seite her sehen: Ihnen tue ich mit meinem Schmerz genauso lange einen Gefallen, bis sie gelernt haben, sich ohne Berufung auf mich zu schonen oder der Muße hinzugeben. Ihnen möchte ich sagen: Sie würden mir viel ersparen, wenn sie sich in ihren Wünschen und Handlungen von mir unabhängig machten!

An medizinischen Möglichkeiten möchte ich aber doch noch folgende Methoden erwähnen.

**Akupunktur:** Diese Methoden kann manchmal meine Schmerzen erfolgreich unterbrechen, meist aber nur für kurze Zeit.

**Biofeedback:** Mit der Biofeedback-Therapie lernen Betroffene ganz gezielt, meine Muskulatur im Bereich von Hals oder Stirn zu entspannen oder meine Gefäße gezielt zu beeinflussen. Bei dieser Methode wird über feinste Messgeräte die Tätigkeit meiner Muskeln oder Gefäße abgeleitet und bildlich oder akustisch dargestellt. So kann jemand seine Sensibilität für den Spannungszustand meiner Muskeln oder meiner Gefäße sowie seine Möglichkeiten, diese zu entspannen, verbessern. Auf diese Weise lernt er, mich langfristig im Sinne einer Schmerzlinderung zu beeinflussen.

## Was erwarte ich von Doris?

Es dürfte in diesem Kapitel klar geworden sein, dass ich sehr empfindlich bin und vor allem Überanstrengung hasse. Meine Schmerzen sind nun aber nicht dazu da, meinen Träger zu quälen oder mich gar an ihm zu »rächen«, sondern sie verfolgen einen guten Zweck. Leider werde ich darin aber oft nicht verstanden und als »Störenfried« bekämpft – z.B. mit einer schnell eingeworfenen Tablette.

Folgende Situationen sind mir besonders unerträglich:

- Wenn sich jemand einfach nicht entscheiden kann und zwei Seiten (oder Personen) gleichzeitig gerecht werden will, sich deshalb auf keine voll konzentriert und sich über das Hin und Her »den Kopf zerbricht«.
- Wenn jemand für alles den »Kopf hinhält« und alle »Nackenschläge« aushält, ohne sich zu wehren.
- Wenn jemand »schafft und schafft« oder »denkt und denkt«, ohne auch einmal mit dem Erreichten zufrieden zu sein und sich zu entspannen.
- Wenn jemand ständig an andere und zu wenig an sich selbst denkt.
- Wenn jemand vor Zorn fast platzt, aber nach außen nur »mit dem Kopf nickt«.

Es gibt auch noch viele andere ähnliche Situationen. Wichtig wäre mir, dass mein Träger – wenn ich mich immer wieder melde – einmal innehält und sich überlegt, was los ist. Er sollte sich dann aber nicht mit mir, sondern damit beschäftigen, ob er nicht einmal anders als gewohnt handeln könnte. Wenn ihn seine Kinder »nerven«, sie einmal klar in ihr Zimmer zu verweisen, statt zu argumentieren. Wenn er vor einem Berg Wäsche steht, diesen einfach mal liegen zu lassen und stattdessen zu lesen, zu baden, zu schlafen oder …!

### Ich will beweglich bleiben und vielseitig eingesetzt werden

Manchmal könnte Doris in meiner Schmerzreaktion auch eine Vernachlässigung ihrer körperlichen Bedürfnisse erkennen! Mein Hals will nicht steif gehalten, sondern bewegt werden! Wer zu viel sitzt, überansprucht einen Teil meiner Muskeln und vernachlässigt andere, die dann zunehmend schwächer werden. Ich möchte also regelmäßig in alle Richtungen bewegt werden und mich ausdrücken können. Dazu hilft mir Gymnastik oder der Besuch eines

Thermalbads. Viele Sportarten erhöhen meine Beweglichkeit und kräftigen meine Muskeln, die dann, trainiert, weniger schmerzen. Am Anfang einer solchen neuen, ungewohnten Tätigkeit kann es durchaus passieren, dass ich mit verstärkten Schmerzen reagiere, weil meine Muskeln noch untrainiert sind. Deshalb ist es wichtig, damit vorsichtig zu beginnen, regelmäßig zu üben und über eine lange Zeit durchzuhalten, bis wirklich deutliche Verbesserungen auftreten.

## Ich brauche aber auch immer wieder Ruhe und Entspannung

Neben Aktivität brauche ich aber auch Ruhe und Entspannung. Jeder wird dazu Möglichkeiten finden, die er bisher vernachlässigt hat. Es gibt aber auch spezielle Übungen dazu, z. B. aus dem Autogenen Training oder der funktionellen Entspannung. Solche Kurse werden oft in der örtlichen Volkshochschule angeboten. Ich will nochmals betonen, dass mir diese Entspannungstechniken, vor allem bei Migräne, weniger helfen, wenn der Schmerz bereits eingetreten ist. Entscheidend ist, dass die Entspannung zuvor regelmäßig geübt wird, damit es gar nicht zu einer übermäßigen Anspannung kommt.

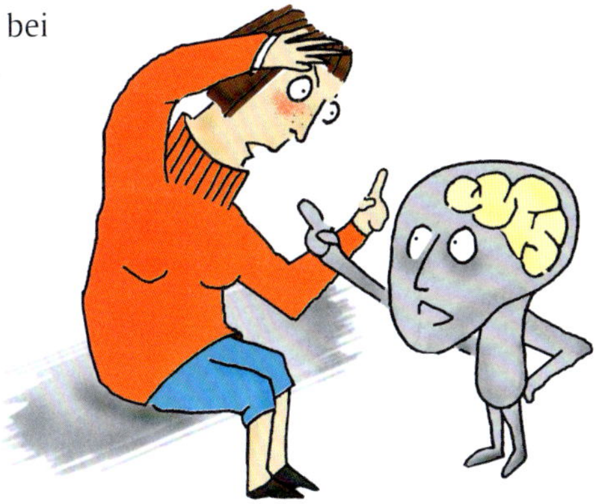

**Doris:** »Lieber Kopf, jetzt habe ich dir ja lange zugehört und ich muss sagen, ich finde es ganz schön anstrengend. Fast tust du mir weh!« (Kopf: »Hört, hört!«). »Das war interessant, aber ich will doch nicht verhehlen, dass mir vieles, was du gesagt hast, kindisch vorkommt! Wenn du mit deinem Schmerz da bist, bist du nun mal eine unerträgliche Last, unter der ich keinen anderen Gedanken habe als: Geh weg! Wenn ich jetzt höre, wie viele ›gute Absichten‹ du angeblich mit deinem Schmerz verfolgst, kann ich erst mal nur lachen. Besser hat mir da schon gefallen, was du über deinen Aufbau und deine Funktionen gesagt hast. Meinetwegen kann ich ja in Zukunft mal darauf achten, dich beweglicher zu halten und für mehr Entspannung sorgen.«

## Wir sollten nicht mehr gegeneinander kämpfen!

**Kopf:** »Ich weiß, dass wir leicht miteinander in Streit geraten, Doris! Dann kämpfen wir verbissen miteinander und keiner kann lockerlassen. So verschlimmern wir das Ganze aber doch erheblich. Vielleicht können wir auch mal den umgekehrten Weg gehen und versuchen, aufeinander einzugehen und miteinander auszukommen?«

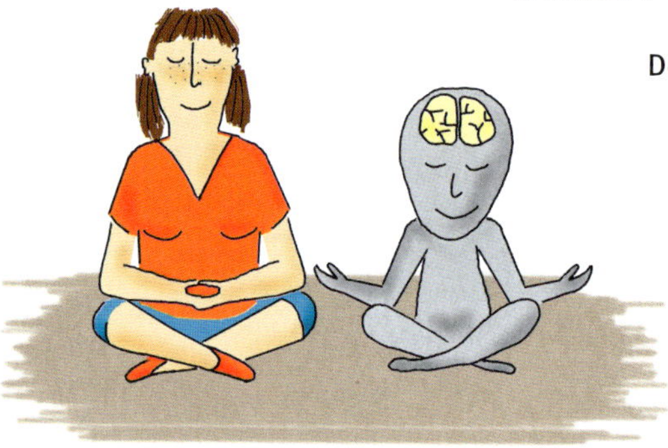

**Doris:** »Du hast gut reden, ich weiß nicht, wie ich das machen soll. Aber gut – ich nehme mir vor, in Ruhe darüber nachzudenken.«

**Kopf:** »Wenn du denkst, denkst du ja in mir. Und wenn deine Gedanken denken, was mir gut tun könnte, wirst du gleich sehen, wie angenehm meine Muskeln und Gefäße auf dein Entgegenkommen antworten! Und damit du dich nicht vor lauter Anstrengung ver-denkst, schalte ich jetzt deine rechte unbewusste Hirnhälfte ein, die unbewusst weiterdenkt, wie wir beide besser miteinander zurechtkommen. Vielleicht träumst du heute Nacht einen Traum von Verträglichkeit und Versöhnung dazu und findest so neue Lösungen ...!«

# Magen- und Darmstörungen

**Magen-Darm:** Bewusst nimmt man uns meistens erst dann zur Kenntnis, wenn wir Beschwerden machen, nicht aber, wenn wir reibungslos funktionieren! Wir freuen uns deshalb, jetzt einmal zeigen zu können, wie wir aufgebaut sind, was wir tun, wie es zu Störungen kommt und was uns dann hilft oder schadet.

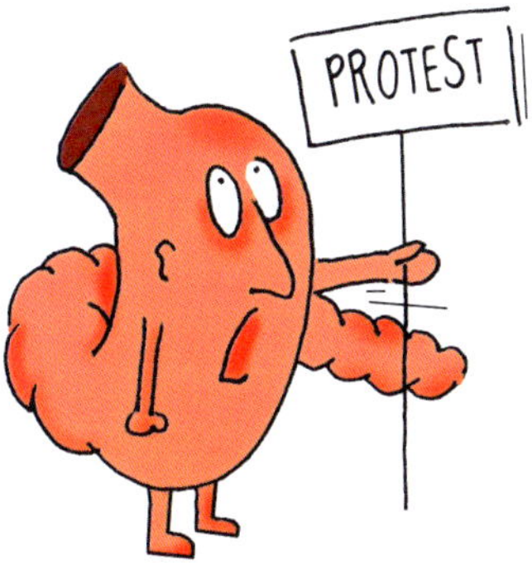


Wir sind ein Teil des Verdauungsapparates, der vom Mund bis zum Darmausgang eine Einheit bildet. Zu unserer »Ausrüstung« gehören verschiedene Organe und deren Steuerungsmechanismen: Mund, Speiseröhre, Dünndarm, Dickdarm und After, zusätzlich das Gallensystem und die Bauchspeicheldrüse. Unsere Hauptaufgabe ist es, die Nahrung aufzunehmen und zu verarbeiten. Wir liefern dem Körper lebenswichtige Stoffe und scheiden Abbaustoffe wieder aus. Wenn wir Giftiges oder Schädliches zugeführt bekommen, müssen wir es sehr schnell wieder ausscheiden, um den ganzen Organismus zu schützen. Indem wir also für die notwendige Nahrungs- und Energiezufuhr sorgen und Unbrauchbares ausstoßen, haben wir eine lebenswichtige Funktion.

## Wir sind »rund um die Uhr« tätig

Um diese zu erfüllen, sind wir »rund um die Uhr« tätig; denn für die Verarbeitung mancher Stoffe benötigen wir einen ganzen Tag. Natürlich verbrauchen wir dabei auch selbst Energie in unseren Muskeln und Blutgefäßen. Unsere Arbeit und unseren Energiebedarf müssen wir deshalb immer dem aktuellen Zustand des Gesamtorganismus anpassen. Wenn z. B. körperlich schwer gearbeitet wird, halten wir uns zurück.

# Beschwerden

Auf psychische und körperliche Veränderungen reagieren wir schnell und sensibel, was uns andererseits auch wieder störanfällig macht. Damit wir wissen, zu welchem Zeitpunkt wir was tun sollen, haben wir ständig Informationen aufzunehmen, zu verarbeiten und weiterzugeben. Mit speziellen »Fühlern« merken wir, wann Nahrung kommt und beginnen mit der Verdauung. Wir haben ein sehr ausgefeiltes Nervensystem und können ganz unabhängig von dem Gehirn funktionieren. Einerseits gehen sehr viele Nervenbahnen von uns zum Gehirn und haben damit Einfluss auf die Stimmung, andererseits erhalten wir auch aus der »Zentrale« (dem Hirn) Befehle. So sollen wir schon Magensaft produzieren, wenn »oben« Nase oder Auge Essen wahrnehmen.

## Wie funktionieren wir?

Im Normalfall stimmen wir unsere Arbeit sehr genau untereinander und mit dem übrigen Organismus ab. Zum Teil können wir das direkt mit anderen Organen machen, zum größeren Teil brauchen wir aber hierzu Anweisungen vom Hirn, das sozusagen den Überblick über alles hat. Problematisch für uns wird es, wenn von dort Widersprüchliches kommt: Wenn uns z. B. die linke Hirnhälfte Ruhe verordnet und die rechte Verdauung ankündigt. Dieser Informationsaustausch geschieht vor allem über Nerven und Hormone.

Grundsätzlich gilt, dass wir durch das parasympathische Nervensystem (herrscht in Ruhe vor) angeregt, durch das sympathische Nervensystem (herrscht bei der Arbeit vor) gehemmt werden. Deshalb können wir z. B. während eines Dauerlaufs nicht verdauen.

An unseren Innenwänden spüren wir selbst, wenn Nahrung ankommt. Das ist uns dann Anlass, zu kneten, Saft zu produzieren, zu verdauen und weiterzuschieben. Wir sind auch untereinander in Verbindung. Zum Beispiel teilt der Zwölffingerdarm dem Magen mit, wann er leer ist und Nahrung nachgeschoben werden kann und wann er voll ist. Außer über Nervenverbindungen tut er dies durch Hormone, die über das Blut zum Magen gelangen und ihm »sagen«, ob er weiterschieben soll oder nicht. Auf bestimmte Stoffe reagieren wir besonders sensibel: Alkohol oder Nikotin z. B. regen den Magen zur Arbeit an – sei es im Sinne eines »Aperitifs« oder (bei zu viel Alkohol) mit der Folge einer Überproduktion von Säure.

## Wir haben ein eigenes Nervensystem!

Wir haben im gesamten Verdauungssystem sogar ein eigenes Nervensystem (das wissen nur wenige!). Fachleute bezeichnen dieses manchmal als »zweites Gehirn«, denn mit ihm wird offensichtlich nicht nur unsere Arbeit (das Zusammenziehen der Wände und die Verdauung) geregelt, sondern es werden vielfältige Hormone (u.a. Serotonin und Dopamin) gebildet, die sich auch auf die Stimmung der Menschen auswirken. Mit diesem zweiten Gehirn »nähren« wir das »erste« Gehirn auf vielfältige Weise. Es fließen viel mehr Informationen von uns zum Gehirn als umgekehrt. Die Aussage »eine Entscheidung aus dem Bauch treffen« ist deshalb auch körperlich wahr. Gelangen Gifte in den Körper, nehmen wir diese als erste wahr und schicken Alarmsignale zum Gehirn. Denn in Notsituationen soll sich das »erste« Gehirn bewusst entscheiden und uns unterstützen, etwa beim Erbrechen, beim Anspannen unserer Muskulatur (manchmal bis zum Krampf) oder bei der Entleerung.

Bei manchen Menschen zeigt sich danach das Gehirn des Kopfes zusammen mit unserem zweiten Gehirn ängstlicher. Ist aber »Angst im System«, die schon bei nichtigen Anlässen zunimmt, erzeugen wir wiederum stärkere »Symptome«. Folglich beginnt sich dann das zentrale Gehirn wieder mehr für uns zu interessieren. Während zuvor unsere Arbeit kaum von dort »oben« wahrgenommen wurde, kommt nun jede unserer heftigeren Bewegungen, jedes Zusammenziehen, jede Anspannung gleich »ungefiltert« im Bewusstsein an.

## Wir funktionieren meist am besten, wenn man uns in Ruhe lässt

Die wichtigste direkte Verbindung zum Hirn sind die sympathischen und parasympathischen Nerven. Normalerweise wirkt der Parasympathikus auf uns anregend, der Sympathikus hemmend. Bei extremen Erregungszuständen wirken beide gemeinsam. Starke Reizungen der Gehirnteile, in denen die Gefühle »sitzen«, führen bei uns zu verstärkter »Aktivität«, darunter auch bei einigen so genannten »Immunzellen«, die Entzündungsstoffe wie z.B. Histamin ausschütten. Das regt dann unsere Nervenzellen an, die wiederum unsere Muskelzellen veranlassen, sich verstärkt zusammenzuziehen. Im Extremfall heißt es dann »vor Angst in die Hosen machen«. So haben wir eine enge Verbindung zu Gefühlen und Gedanken. Manche Wissenschaftler nehmen an, dass uns Stress, Ärger und Zorn zu Saftproduktion und Muskeltätigkeit anregen, während Angst, Trauer und Depression diese eher senken.

Dass wir so sensibel auf bestimmte Gefühle reagieren, hat einen biologischen Sinn: In Raubtieren müssen wir uns bei Aggression auf Nahrungsverarbeitung vorbereiten! Bei Angst geht es eher darum, wegzulaufen – also braucht die Muskulatur das ganze Blut und wir »halten still«. Ständiges Unterdrücken der Entspannungsbedürfnisse des Körpers führt im Ausgleich zu überschießender Parasympathikusaktivität, besonders in der Nacht, wo es eigentlich nichts mehr zu verdauen gibt.

Nora und andere, die unter uns leiden, sollen dies wissen: Wir müssen auf Informationen vom Hirn reagieren! Ob die Impulse, die vom Gefühlszentrum herkommen, Folge einer wirklichen oder »eingebildeten« Gefahr sind, macht für uns keinen Unterschied! So können wir z. B. auf Bilder in der rechten Hirnhälfte reagieren, deren sich die linke Hälfte und damit die betroffene Person gar nicht bewusst sind (sei es ein angenehmes Bild einer leckeren Speise oder ein Geruch, der uns an eine unangenehme Erfahrung erinnert). Dass wir so reagieren, zeigt nur, dass wir gesund sind.

In mir, dem Darm, leben übrigens ca. 100 Billionen unterschiedlicher Keime und bilden die Darmflora, die von Mensch zu Mensch sehr verschieden ist. Bei Tieren wurde gezeigt, dass sich die Darmflora unter Stress verändert und umgekehrt bestimmte Bakterienstämme das Verhalten der Tiere beeinflussen konnten.

## Was läuft ab, wenn wir Störungen haben?

Wir machen uns immer dann bemerkbar, wenn unser Zusammenspiel untereinander oder mit anderen Organen gestört ist oder wenn in einem unserer Organe krankhafte Veränderungen auftreten. Auf diese Weise sind wir mit dem bewusst planenden und denkenden Teil des Gehirns in Verbindung, der ja erst bestimmt, ob und wann er unsere Regungen als »Beschwerden« erlebt. Und das wiederum beeinflusst sein Verhalten uns gegenüber und ist daher entscheidend für unsere weitere Entwicklung. Wie melden wir uns, was ist unsere Sprache, was läuft dabei in uns ab?

Jedes der nachfolgend genannten »Symptome« kann auch Ausdruck einer organischen Erkrankung sein. Wir konzentrieren uns im Folgenden auf solche Beschwerden, die nicht Folgen einer organischen Erkrankung sind, stellen diese aber im Anschluss ebenfalls kurz vor.

## Kloßgefühl im Hals, Schluckbeschwerden, Aufstoßen

Hierbei handelt es sich um eine sehr häufige und unangenehme Störung in der Form eines Druck- und Engegefühls in der Höhe und unterhalb des Kehlkopfes oft verbunden mit gehäuftem Räuspern oder Schlucken. Meist gehen leichte Irritationen des Kehlkopfes oder des Eingangs in die Speiseröhre dem Beginn der Symptomatik voraus, die bei den Patienten eine Angst vor dem Ersticken auslösen. Die daraus folgende überaus ängstliche Selbstbeobachtung dieses Körperbereichs führt zu erhöhter Muskelspannung der Halsmuskulatur und damit zum Kloßgefühl. Wenn Sie einmal versuchen, mehrmals hintereinander zu schlucken, werden sie dieses unangenehme Gefühl auch empfinden. Sprichwörtlich sagen wir ja häufig: »An diesem Problem habe ich schwer zu schlucken.« Erklärungen wie eine Vergrößerung der Schilddrüse werden oft herangezogen, sind aber nur bei extremer operationsbedürftiger Größe als Ursache anzuerkennen.

Bei Schluckbeschwerden und Aufstoßen kann es sich um eine dauernde Verspannung der Speiseröhre handeln, z. B. in Folge von Stress oder Angst. Häufige Ursache ist auch ungenügendes Kauen bei hastigem Essen und gleichzeitigem Verschlucken von Luft.

## Übelkeit, Erbrechen

Übelkeit kann die Folge einer Übersäuerung des Magens oder Reaktion auf Gifte bzw. verdorbene Speisen sein. Wir versuchen dann, das Schädliche auszustoßen. Dabei spielen Zwerchfell, Bauchmuskulatur, Magen und Speiseröhre zusammen: Schädliche Inhalte werden durch kräftiges Zusammenziehen von Zwerchfell und Bauchmuskulatur über eine erschlaffte Speiseröhre nach oben transportiert und ausgespuckt. Auf diese Weise halten wir den Körper von Giften rein. Diese Reaktion ist aber auch vom Gehirn auslösbar. Wenn jemand »etwas zum Kotzen findet«, kann ein Impuls an uns ergehen, auszuspucken. Dauerndes Gefühl von Übelkeit kann auch mit einer ständig verspannten Zwerchfellmuskulatur zusammenhängen.

## Sodbrennen

Magensäure steigt in die Speiseröhre. Dies kann Folge zu hoher Säureproduktion und/oder Zeichen eines mangelhaften Verschlusses des Magens nach oben sein. Übersäuerung entsteht z. B., wenn dem Magen durch Hormone und durch parasympathische Aktivität ständig suggeriert wird, es gäbe etwas zu verdauen, die Säure dann aber nicht tatsächlich durch Nahrung wieder neutralisiert wird.

## Magenkrämpfe

Diese entstehen durch dauerhafte oder spontane Verkrampfungen unserer Magenmuskulatur. Schmerzhafte Verkrampfungen können durch Befehle »von oben« oder als Reaktion auf in den Magen gelangte schädliche Substanzen entstehen. Bei sehr starker nervlicher Erregung (Stress, plötzlicher Zorn) kann unsere Magenwand zu krampfartigem Zusammenziehen angeregt werden.

## Diffuser Magenschmerz

Oft liegt den Schmerzen eine Reizung der Magenschleimhaut zugrunde. Dann kommen zwei Faktoren zusammen: einerseits eine mangelhafte Durchblutung der Magenwand als Folge von »sympathischer Übererregung« im Rahmen von Überlastung, Stress und dauernder Verspannung, andererseits kommt eine Überproduktion von Säure hinzu, die eine durch Mangeldurchblutung geschwächte Magenwand reizt. Wissenschaftler nehmen an, dass diese Kombination oft entsteht, wenn jemand zwischen zwei Haltungen hin und her gerissen ist und die eine eher den Parasympathikus (also die Säureproduktion) und die andere den Sympathikus (also die Mangeldurchblutung) aktiviert; z. B. wenn jemand nicht weiß, ob er »angreifen« oder sich »unterwerfen« soll. Wenn wir ständig zur Säureproduktion angeregt werden, bilden wir über die Zeit auch mehr säureproduzierende Zellen. Unter seelischer Verspannung nimmt die Fähigkeit der Magenschleimhaut ab, Schleim zu produzieren. Schleim ist aber ein wichtiger Schutz der Magenwand gegenüber der eigenen Säure.

Man hat herausgefunden, dass wir bei Zorn und Wut mit Rötung der Magenschleimhaut, verstärkter Salzsäureproduktion und starken Bewegungen der Magenwand reagieren. Wenn der Betroffene aber seine Wut überhaupt nicht im Handeln zeigt (»alles in sich hineinfrisst«), entwickeln wir Verdauungsorgane am ehesten Beschwerden.

## Magendrücken

Oft ist dies die Folge davon, dass jemand Luft »verschluckt« hat und diese sich im oberen Teil des Magens ansammelt. Im Extremfall kann dann der Magen nach oben auf das darüberliegende Herz drücken und so »Herzschmerzen« bewirken. Eine falsche Atemtechnik kann die Ursache sein.

## Verstopfung

Wenn die Darmbeweglichkeit abnimmt, kann in der Folge eine Verstopfung entstehen. Diese wird begleitet von Völlegefühl, Blähungen, Leibschmerzen und Appetitlosigkeit. Vermehrtes Pressen wirkt oft noch verstärkend. Wie können wir »träge« werden? Ein Grund liegt in der Ernährung. Wenn wir Verdauungsorgane zu wenig Ballaststoffe erhalten bzw. zu viel Fett und Fleisch, werden wir kaum angeregt, uns zu bewegen, zu verdauen und Stuhlgang einzuleiten. Ein anderer Grund liegt vor, wenn unsere Signale, dass Stuhlentleerung ansteht, vom Gehirn übergangen werden. In der Folge wird der Stuhl dann immer trockener und fester, weil der Dickdarm ihm weiter Wasser entzieht.

## Durchfall

Das Gegenstück zur Verstopfung ist der Durchfall. Ursache sind oft giftige oder schädliche Stoffe, die unsere Magen- und Darmschleimhäute reizen. Es

Tipp

### Was tun bei Verstopfung?

Als Regel gilt, dass wir etwas zum Verarbeiten brauchen und man es uns nicht zu leicht machen darf. Reine Zuckerstoffe z.B. regen den Darm nicht an; komplexere Zuckerstoffe in Gemüse oder Früchten dagegen tun dies – u.a. wenn sie möglichst wenig vorbehandelt (gehackt, gekocht, gebacken) sind. Abführmittel führen auf Dauer ebenfalls zu Darmträgheit. Sie reizen unsere Darmschleimhaut und entziehen ihr Wasser sowie andere wichtige Nährstoffe. Dadurch werden unsere Darmzellen erst recht bewegungsfaul und verstärken die Verstopfung.

Manche Menschen sprechen schon von Verstopfung, wenn wir nicht täglich Stuhlgang haben. Daher zur Information: Die Häufigkeit von normalem Stuhlgang ist von Mensch zu Mensch verschieden: Sie schwankt von zweimal am Tag bis einmal in drei Tagen!

ist zunächst eine Fähigkeit unseres Verdauungssystems, schädliche Stoffe so schnell auszustoßen. Das tun wir im Durch-Fall. Bei bestimmten starken Gefühlen (z. B. Angst) geben Hirnzentren uns den Befehl, alles zu entleeren. Vielleicht hatte das einmal die Bedeutung, vor einer eventuellen Flucht Gewicht zu verlieren und dann nicht durch Verdauung behindert zu sein. Wenn wir in der Dickdarmwand zu aktiv sind und den Kot zu schnell weiterbefördern, wird dieser nicht eingedickt und bleibt flüssig. Zu solchen Durchfall produzierenden Vorgängen werden wir durch hormonelle und parasympathische Informationen angeregt, die uns das Hirn übermittelt. Ob dieses dabei auf echte Gefahren reagiert, sich unbewusst an solche erinnert oder eigentlich harmlose Vorgänge als Gefahr verkennt, macht für uns keinerlei Unterschied! Durchfall tritt aber auch im Rahmen von Entzündungen in der Darmwand auf, z. B. bei der Colitis ulcerosa (siehe unten). Unsere entzündete Schleimhaut scheidet dann Sekrete aus, kann weniger Wasser und vor allem keine Gallensäure mehr aufnehmen. Letztere tritt dann in den Dickdarm ein, wird von Bakterien gespalten und führt zu starkem Durchfall.

Bei vielen Menschen wechseln sich Verstopfung (Ärzte sprechen von Obstipation) und Durchfall (Diarrhö) ständig ab (manchmal mit zusätzlicher Schleimabsonderung) – Zeichen dafür, dass wir generell aus dem Gleis geraten sind.

## Blähungen (Meteorismus)

Viele Menschen klagen über Druckgefühl im Bauch bzw. über Blähungen. Sie führen dies oft auf »zu viel Luft im Bauch« zurück. Dazu ist aber zu sagen, dass wir bei der Verdauung immer mehrere Liter Gase am Tag produzieren, von denen es kein »Zuviel« gibt. Ursache solcher Beschwerden sind vielmehr spezifische Nahrungsmittelunverträglichkeiten (eher selten Nahrungsmittelallergien) oder auch eine Überempfindlichkeit der Darmwände auf Dehnungsreize, die zu Anspannung und Verkrampfung führt und die Luft im Darm dadurch erst spürbar werden lässt. Manche Menschen haben recht ausgeprägte Ängste, dass ihnen unkontrolliert »ein Wind entweichen« oder sie sich in die Hose machen könnten. Diese Angst erhöht jedoch unsere Anspannung erheblich. Manche Menschen können ruhiger das Haus verlassen, wenn die Därme leer sind und wir dadurch sicher sind, dass wir uns nicht melden werden.

Info

## Welche organischen Krankheiten können wir entwickeln?

Es gibt schwere Krankheitsbilder in uns, deren Ursachen man bis heute nicht eindeutig kennt: Colitis ulcerosa, Morbus Crohn, Geschwüre, Entzündungen. Es ist aber bekannt, dass die bisher beschriebenen Einflüsse auf uns auch bei Ausbruch oder Entwicklung dieser Krankheiten eine wichtige Rolle spielen.

**Gastritis (Entzündung des Magens).** Es gibt kurzfristige und lang dauernde Entzündungen der Magenschleimhaut. Eine Gastritis äußert sich in Druck- oder Völlegefühl nach dem Essen, Appetitlosigkeit, gelegentlich Übelkeit und vor allem Empfindlichkeit gegenüber säurehaltiger Nahrung (Fruchtsäfte, Weißwein) oder heißen Fetten.

**Geschwüre (Ulkus).** Diese äußern sich im Magen als Schmerz meistens direkt nach der Nahrungsaufnahme, sind bohrend oder krampfartig mit umschriebenem Druck, im Zwölffingerdarm mit Nüchternschmerz oder Spätschmerz nach Nahrungsaufnahme.

**Colitis ulcerosa (geschwürbildende Entzündung des Dickdarms).** Hierbei handelt es sich um eine schwere organische Erkrankung. Sie verläuft in Schüben und kann nicht vollständig geheilt, sondern nur gelindert werden. Die Schleimhaut des Dickdarms ist entzündet, mit breitflächigen oberflächlichen Wunden, meistens blutend. (Symptome: Bauchschmerzen, häufige, oft blutige und schleimige Durchfälle, Blut im Stuhl, Gewichtsabnahme, häufiges Fieber und eine allgemeine Abgeschlagenheit, Müdigkeit und Kurzatmigkeit.)

**Morbus Crohn.** Das Krankheitsbild ähnelt dem der Colitis ulcerosa. Kennzeichen dieser Krankheit ist im Gegensatz zur Colitis, dass die entzündlichen Stellen in unserem gesamten Verdauungstrakt (also vom Mund bis zum After) auftreten können, meistens jedoch im Dünndarm. Typischerweise sind Entzündungsherde ohne Verbindung miteinander im ganzen Darm verteilt. Die Krankheit entwickelt sich schleichend, oft unbemerkt. Anders als bei Kolitis führen die Entzündungen zu Geschwüren, die auch die Darmwand durchdringen und diese oft »durchbrechen«. So können zwischen zwei nebeneinander liegenden Darmabschnitten Verbindungen entstehen, die »Fisteln« genannt werden.
Die Beschwerden und Folgen dieser schweren organischen Erkrankungen sind: Bauchschmerzen, häufige Durchfälle (bis 15 am Tag), Gewichtsabnahme, gelegentlicher Temperaturanstieg, Gelenkschmerzen, häufige Hauterkrankungen oder Augenentzündungen, gelegentlich auch Übelkeit und Erbrechen sowie in schlimmen Fällen Wandverdickungen im Darm wegen der Geschwürbildung und dadurch bedingte Einengung des Darmdurchganges. Der Verlauf dieser Erkrankung ist sehr unterschiedlich.

# Beschwerden

Im Grunde ist jede unserer Störungen ein Versuch, uns anzupassen, uns zu schützen oder auf dauerhafte Veränderungen in anderen Bereichen hinzuweisen.

Viele wissen nicht, wie schädlich Alkohol, Nikotin und etliche Medikamente, vor allem Schmerzmittel, für uns sind. Diese Stoffe regen uns zur Säureproduktion an, vermindern die Schleimhautdurchblutung in unseren Wänden und schaffen so die günstigsten Voraussetzungen für Schmerzen und Entzündungen.

### Reizdarm

Dies ist eine häufige Erkrankung (bis zu 20% der Bevölkerung), die sich auch ohne nachweisbare organische Veränderungen einstellt. Meistens handelt es sich um eine stark wechselnde Symptomatik: Schmerzen vor dem Stuhlgang, Blähungen, Wechsel von Durchfall und Verstopfung, Unwohlsein im Bauchraum. Diese Beschwerden treten vor allem morgens, kaum nachts auf. Sie entstehen durch das zuvor beschriebene Zusammenspiel zwischen »Darmgehirn« und »Kopfgehirn« insbesondere dadurch, dass wir auf an sich harmlose Reize wie z.B. eine Luftansammlung im Darm stärker reagieren und dass das »erste« Gehirn dann auch wieder auf unsere eigentlich harmlosen Botschaften verstärkt reagiert und uns nun ängstlich beobachtet – also schon wieder ein »Teufelskreis«. Manchmal werden wir nach einer Entzündung, auch wenn diese ausgeheilt ist, überempfindlich gegenüber Dehnungsreizen.

## Welche Medikamente gibt man uns?

Man kann auf verschiedenen Wegen versuchen, uns mit Medikamenten zu beeinflussen. Die meisten können zwar einzelne Beschwerden lindern, nicht aber den Grund beseitigen, warum wir sie erzeugen.

- Vorab seien die Beruhigungsmittel erwähnt, die im Rahmen einer allgemeinen vegetativen Dämpfung auch uns betäuben, jedoch nicht auf Dauer und um den Preis einer Abhängigkeit infolge von Gewöhnung und Dosissteigerung.

- Magenmedikamente haben das Ziel, unsere Säureproduktion zu senken oder die Bewegungen unserer Magenmuskeln zu hemmen. Andere Mittel hemmen die Aggressivität der Säure oder legen sich wie ein Schutzschild über unsere Magenwand. Den gleichen Effekt hat aber auch Essen (z.B. Brot) oder Trinken (z.B. Tee), weil damit Säure verdünnt wird.
- Im Darm können Medikamente die Gesamtaktivität erhöhen (z.B. bei Verstopfung) oder senken (etwa bei Durchfall). Die Darmtätigkeit anregenden und dadurch zum Stuhlgang führenden Medikamente (Abführmittel) werden auch Laxanzien genannt.
- Bei Durchfall helfen uns Stoffe, die die Darmbewegung hemmen, oder solche, die die Flüssigkeit binden wie z.B. »Pektine« in Form eines geriebenen Apfels oder Bananen.

Oft ist uns mit ganz einfachen Maßnahmen wie der Sorge für mehr Ruhe, Ausgeglichenheit und vernünftige Ernährung bereits sehr geholfen.

## Nora im Gespräch mit ihrem Magen

**Nora:** »Mir hat man gesagt, dass ich trotz meiner Übelkeit organisch gesund bin! Was habe ich von dieser ›Gesundschreibung‹? Du bereitest mir trotzdem jede Menge Probleme! Dann denke ich eben doch an die vielen Krankheiten, die ich wegen dir haben kann. Deine Ratschläge habe ich doch alle schon ausprobiert: Ich habe mich entspannt! Ich habe auf gesunde Nahrung geachtet! Ich habe Diät gehalten! Ich habe Stress vermieden! Alles ohne Erfolg! Ich höre die Beteuerungen über deine guten Absichten wohl, bin aber skeptisch!«

**Magen:** »Deine Skepsis und deine Abneigung mir gegenüber sind mir weiß Gott nicht neu! Das ist doch bei jedem geplanten Ausflug das Gleiche: Was immer dir nicht gefällt – am Ende siehst du nur in mir die Ursache dafür, dass wieder einmal alles vermasselt ist!«

**Nora:** »Aber so ist es doch auch – du bist es doch, der mir jeden Tag und jede Beziehung vermiest! Würdest du mit deiner Übelkeit verschwinden, wäre ich mein Hauptproblem los!«

**Magen:** »Na, das gefällt mir: Du willst mich loshaben und schaffst es nicht. Warum nicht? Weil ich einfach bleibe! Daran ändern deine Mittel gegen mich und deine vielen Experten nichts! Im Gegenteil: Dein Gezeter macht mich nur stärker! Ist das nicht schön?!«

**Nora:** »Du bist gemein. Aber nur bis jetzt! Ich schwöre dir: Gegen dich gebe ich nicht auf. Ich habe noch nie aufgegeben!«

**Magen:** »Diese Ansage kenne ich! Dann kommt eine neue Übung, ein neuer Experte, du trinkst ein neues Wässerchen oder nimmst eine neue Pille. Alles Pille-Palle! Liebe Nora, das ist doch der Teufelskreis, in dem du mit mir steckst, und in dem ich mit dir stecke. Wir befinden uns beide miteinander in einer Sackgasse. Du blickst auf mich voller Misstrauen und Ablehnung, als sei ich das Übel deines Lebens. Ich sage dir etwas: Mir fehlt ein Vertrauensvorschuss von dir mir gegenüber.«

**Nora:** »Jetzt gibst du mir auch noch das Gefühl, als sei ich schuld daran, dass ich dich habe! Als ginge es dir im Leib von jemand anderem besser als in meinem!«

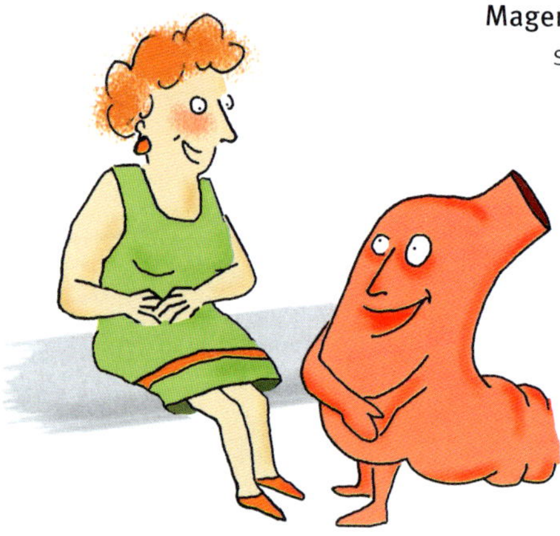

**Magen:** »Ich meine das nicht so. Wir beide gehören zusammen. So wie du mich oft anschuldigst, meinst du, ich würde das jetzt mit dir tun. Ich weiß aber sehr wohl, dass du mir entgegenkommen könntest!«

**Nora:** »Dann sag mir doch, wie! Was rätst du mir?«

**Magen:** »Das ist eine schöne und ganz neue Frage. Meine Antwort: Lass dich von mir als Erstes nicht mehr so beherrschen. Nicht jede meiner Regungen ist gleich ein Unglück! So mächtig, wie du mich siehst, bin ich gar nicht und will es auch gar nicht sein. Stell dir das Leben mit mir doch mal einfacher vor und konzentriere dich auf anderes, Wichtigeres: Prüfe z. B. einmal, was du sonst in deinem Leben alles widerstandslos schluckst, das du viel erfolgreicher abwehren könntest als mich. Konzentriere dich doch einmal auf die schönen Momente eines

Ausfluges und nicht auf die unangenehmen. Du entscheidest doch, auf was du achtest und auf was nicht! Du hast in deinem Leben schon viel verändert – warum sollst du das jetzt nicht bewerkstelligen?«

**Nora:** »Wenn ich diese Tipps befolge: Was dann? Was gibst du mir dafür? Gibst du dann Ruhe?«

**Magen:** »Ich weiß noch nicht genau, was in mir geschehen wird, wenn du freundlicher zu mir bist oder mich mehr in Ruhe lässt. Aber ich versichere dir, dass ich froh darüber wäre und dass ich das honorieren würde!«

# Druck und Drang – die Harnblase

Von den Nieren wird ständig Harn gebildet, der über die Harnleiter in mich hineinfließt. Diesen Harn kann ich bis zu einer Menge von 400 bis 500 ml sammeln, um mich dann in einem Schwung zu entleeren.

Innen bin ich mit einer Schleimhaut ausgekleidet, in der sich auch verschiedene Messfühler befinden, die die Spannung meiner Wand messen und damit auch Auskunft über meinen Füllungszustand geben können. Mit Schmerzfühlern ist sowohl die Schleimhaut als auch meine Muskulatur gut versorgt. Ansonsten bestehe ich praktisch nur aus Muskelfasern, die ein enges Geflecht bilden, das sich gut ausdehnen kann. Diese Muskelfasern sind spiralförmig angeordnet, sodass sie beim Sichzusammenziehen den Harn nach unten herausdrücken können. Um den Beginn der Harnröhre herum befinden sich besonders kräftige Muskelstränge, die ein unkontrolliertes Herausfließen durch ihr Zusammenziehen verhindern. Die Harnleiter, die von den Nieren den Urin zu mir transportieren, haben ihren Eingang an meiner unteren Seite, nicht weit entfernt von meinem Ausgang zur Harnröhre.

## Meine Beziehung zum Nervensystem

Solange ich leer bin, geht von mir keine Erregung aus. Je voller ich werde, desto mehr Signale sende ich an die Gehirnzentrale, damit diese registrieren kann, dass bald wieder eine Blasenentleerung notwendig ist. Diese Information wird vom Gehirn immer wieder wahrgenommen, kann aber auch unterdrückt werden, zunächst vor allem durch eine verstärkte Aktivierung des sympathischen Nervensystems. Dieses hat folgenden Einfluss auf mich:

- Es führt zu einem verstärkten Zusammenziehen der Verschlussmuskulatur an meinem Ausgang.
- Es lockert meine restliche Blasenmuskulatur, sodass der Druck in der Blase nachlässt. Ab einer gewissen Grenze kann ich aber auch durch eine noch so große Sympathikusaktivität nicht mehr weiter gefüllt werden, sodass eine Entleerung unbedingt notwendig wird. In einer solchen Situation werde

ich sehr unangenehm, und meine Entleerung kann nur noch durch ein angestrengtes Zusammenziehen, Zusammenkneifen des Beckenbodens verhindert werden, der ja über unsere motorischen Nerven bewusst gesteuert wird.

Zur Blasenentleerung wird das parasympathische Nervensystem aktiv, das die Muskulatur sich zusammenziehen lässt – mit Ausnahme der Muskulatur des Verschlussmuskels, die sich entspannt.

Die Regulation dieser Blasenentleerung erfolgt vor allem durch ein Zentrum, das sich im Ende des Rückenmarks befindet. Im Laufe unseres Lebens, meist im 2.–3. Lebensjahr, entwickelt sich das Gehirn in einer solchen Weise, dass es dieses Zentrum beeinflussen kann, indem es eine unkontrollierte spontane Harnentleerung verhindert. Im hohen Alter kann es jedoch durch Gehirnveränderungen wieder zum Verlust dieser Fähigkeit kommen, sodass ich mich dann wieder spontan und unkontrolliert entleere.

Tipp

### Nicht pressen, sondern entspannen

Bei meiner Entleerung muss sich die Beckenbodenmuskulatur möglichst vollständig entspannen. Die Bauch- und Atemmuskulatur (Zwerchfell) sollte möglichst gar nicht oder wenn, dann nur zu Beginn des Wasserlassens kurz eingesetzt werden, da es schwierig ist bei Anspannung der Bauchmuskulatur den Beckenboden zu entspannen. Manche Menschen versuchen, zu sehr die Bauchmuskulatur einzusetzen und lassen dann im Beckenbodenbereich nicht locker, sodass der Harnstrahl nur langsam träufelt und ich mich nicht ganz entleere.

## »Mach dir doch nicht in die Hose«

Ich bin mir bewusst, dass alle Menschen irgendwann mal, manche häufiger, manche weniger oft überraschend auf mich aufmerksam wurden, in Situationen, wo sie eigentlich nicht damit gerechnet haben. Zum Beispiel spüren viele Menschen vor einer Prüfung einen verstärkten Druck, der von mir ausgeht. Dies hängt auf der einen Seite damit zusammen, dass in einer solchen Stresssituation auch vermehrt Urin gebildet wird, auf der anderen Seite ist es ja auch in anderen Kapiteln besprochen worden, dass gerade bei einer ängstlichen Stimmung oft das sympathische und das parasympathische Nervensystem gemeinsam aktiv werden, sodass der Blasendruck auf eine verstärkte Parasympathikusaktivität zurückzuführen ist. Gleichzeitig achtet aber auch jeder darauf, möglichst nicht während der Prüfung durch einen Harndrang gestört zu werden und ist deshalb vor der Prüfung besonders darauf bedacht, mich zu entleeren. Er beschäftigt sich deshalb auch vermehrt mit mir und bemerkt auch eine geringfügige Füllung. Sobald die Prüfung beginnt, die Aufmerksamkeit ganz auf die Bewältigung der Aufgabe ausgerichtet ist, gehen auch keinerlei Störungen von mir aus.

Ganz ähnliche Erlebnisse hatten Sie vielleicht auch schon, z.B., dass Sie dringend auf Toilette müssen und auf dem Weg dorthin begegnet Ihnen Ihr Chef und bittet Sie in sein Büro zu einer Unterredung. Erst lange nach diesem Gespräch erinnern Sie sich wieder, dass Sie eigentlich auf dem Weg zur Toilette waren, in der Aufregung hatten Sie es völlig »vergessen« und der vorher vorhandene Drang war wie weggeblasen.

## Störungen meiner Funktion

Bei Mann und Frau gibt es unterschiedliche Störungsbilder. Zunächst soll es um mögliche Störungen bei der Frau gehen.

### Störungen bei der Frau

**Stressinkontinenz.** Unfreiwilliger Harnverlust bei körperlicher Belastung, die mit einer Druckerhöhung im Bauchraum einhergeht, wie z.B. Lachen, Husten oder Heben, wird als Stressinkontinenz bezeichnet. Dabei ist der Blasenverschlussmechanismus geschwächt, sodass schon bei einer geringfügigen Druckerhöhung im Bauchraum der Urin austritt.

**Dranginkontinenz.** Im Gegensatz zur vorgenannten Störung reagiere ich hier mit einem starken Zusammenziehen meiner Muskulatur, die dazu führt, dass die Betroffene möglichst sofort die Toilette aufsuchen muss, wobei ihr das oft nicht schnell genug gelingt. Am bekanntesten ist diese Inkontinenzform bei einer Blasenentzündung.

**Reizblase.** Oft finden sich auch keinerlei organische Ursachen, wir sprechen dann von einer Reizblase, die sich auch nach häufigen Entzündungen entwickeln kann, auch wenn ich meine Struktur wieder vollkommen hergestellt habe.

**Kombinierte Störungen.** Manchmal lässt sich nicht klar entscheiden, ob nun mehr eine Stress- oder Dranginkontinenz vorliegt; oft sind beide Störungen feststellbar, ohne dass der Urologe oder Gynäkologe dafür eine Erklärung finden kann. Wie schon dargestellt, ist Entspannung bei mir sehr wichtig. Oft können Frauen nach Entzündungen im Bereich des Urogenitalsystems oder auch nach körperlichen und seelischen Verletzungen in diesem Bereich, z. B. durch gewalttätige Sexualität, ihren Beckenboden nicht mehr locker entspannen. So ist der Urinfluss gehemmt, worauf ich auch mit einem verstärkten Zusammenziehen meiner Muskulatur reagiere. Dabei verkrampfe ich mich gelegentlich auch, da ich ja unbedingt dafür sorgen will, dass ich auch ganz leer werde. So brauche ich einen kräftig entwickelten Beckenboden, der sich auch gut entspannen kann. Diese Fähigkeiten können unter krankengymnastischer Anleitung trainiert werden.

Ungünstigerweise fangen Frauen an weniger zu trinken, wenn ich ihnen Beschwerden mache, da sie dann hoffen, weniger Wasser lassen zu müssen. Für mich ist aber gerade eine hohe Flüssigkeitszufuhr notwendig, da ich auch zur Säuberung die entsprechende Flüssigkeitsmenge benötige. Viele Frauen haben über lange Zeit versucht, meine Entleerung immer wieder hinauszuzögern und wenig die Toilette zu benützen. Es hat sich herausgestellt, dass auch dies zu Stressinkontinenzproblemen und gehäuften Entzündungen beiträgt. Es ist mir weder recht, wenn man mir zu viel Aufmerksamkeit schenkt und versucht, mich ständig zu entleeren, noch, wenn ich zu selten Gelegenheit bekomme, mich zu entleeren.

Gerade die peinliche Erfahrung eines ungewollten Harnabgangs führt dazu, dass Frauen sich mir mit einer sehr großen ängstlich-besorgten Aufmerksamkeit zuwenden. Durch diese Aufmerksamkeit befinden sie sich aber in einer ähnlichen Situation, wie die zuvor beschriebenen Menschen vor einer Prüfung, das heißt, gerade die ängstliche Beschäftigung mit mir führt eher zu einer weiteren Verkrampfung und Anspannung im Bereich des gesamten kleinen Beckens, die zu erheblichen Schmerzen führen kann.

TIPP

**Viel trinken!**

Eine Hilfe für mich wäre also oft das Gegenteil von dem, was allgemein geschieht. Das heißt, ich möchte dazu auffordern, viel zu trinken, mir nicht so viel Beachtung zu schenken, zu lernen, die Beckenbodenmuskulatur zu kräftigen und zu entspannen. Auch eine befriedigende Sexualität, die ebenfalls mit Anspannung und Entspannung in diesem Bereich zu tun hat, kann zu meiner besseren Funktion beitragen.

## Störungen beim Mann: Prostatadynie

Die Störungen des Mannes beziehen sich nicht so sehr auf mich, als auf den Abstand zwischen dem Beginn der Harnröhre und dem Austreten der Harnröhre aus dem Penis. Da diese Strecke relativ lang ist, braucht der Mann auch länger, bis der Urinstrahl fließt, und er ist hier auch leichter störbar. Bei 30% aller Männer zwischen 20 und 40 Jahren treten Beschwerden im Bereich der Prostata auf. Die Beschwerden ähneln einer Entzündung der Prostata oder der Blase, sodass eine solche ärztlich ausgeschlossen werden muss. In mehr als der Hälfte aller Fälle findet sich aber kein krankhafter Organbefund. Die Symptome bei Prostatadynie:

- Wiederholter Drang, Wasser zu lassen,
- Schmerzen in der Leistengegend und in der Blase,
- Kreuz- und Rückenschmerzen,
- Startverzögerung beim Wasserlassen,
- Jucken und Kitzeln in der Harnröhre,
- Schmerzen beim Wasserlassen,
- Nachträufeln,
- vorzeitiger Samenerguss,
- geschlechtliche Übererregbarkeit.

Die Prostata ist eine Drüse, die einen Teil des Ejakulats (Flüssigkeit beim Samenerguss) produziert. Bei geschlechtlicher Erregung schwellen nicht nur die Schwellkörper des Penis an, sodass es zu einer Erektion kommt, sondern auch die Prostata, die dann verstärkt Sekret bildet. Die Prostata ist umhüllt von Muskulatur, die in Verbindung mit der Blase und dem Beckenboden steht. Die Fähigkeit, diese Muskulatur zu entspannen, geht bei ständiger Übererregung oft verloren, aber auch, wenn man sich nach einer Entzündung der Prostata oder Blase ängstlich selbst beobachtet. Ständige Anspannung verstärkt wiederum die Beschwerden. Oft führen die Schmerzen auch dazu, dass sich der Betroffene sexuell passiver verhält, da gerade während des Orgasmus diese Beschwerden auch zunehmen können. Von einer solchen Zurückhaltung ist aber dringend abzuraten. Gerade sexuelle Befriedigung bringt eine Entspannung der Muskulatur mit sich und gibt auch den Drüsen Gelegenheit, sich regelmäßig zu entleeren (was für eine gesunde Funktion jeder Drüse wichtig ist).

Auch hier gilt also wieder – wie schon oft in diesem Buch erwähnt – dass Beschwerden nicht zu einer langfristigen Schonung dieses Bereiches führen sollten, da ansonsten die gesunde Funktion zunehmend eingeschränkt wird und damit die Bedingungen für die Beschwerden erhalten bleiben.

Info

### Mit welchen Medikamenten behandelt man mich?

Es gibt sowohl Medikamente, die meine Anspannung vermindern, als auch Medikamente, die meine Anspannung erhöhen. Erstere führen zu einer Blockade des Parasympathikus und man nutzt sie bei Dranginkontinenz. (Am bekanntesten sind Spasmex, Emselex oder Detrusitol.) Letztere führen zu einer Aktivierung des Parasympathikus und sie helfen manchmal bei chronischem Harnstau. (Am bekanntesten sind Doryl und Ubretid.)

Bei Prostatabeschwerden werden vor allem Medikamente verschrieben, die den Sympathikus hemmen und zur Muskelentspannung in der Prostata führen. (Am bekanntesten sind Alna, Omnic und Proscar.)
Infektionen müssen gezielt mit dem entsprechenden Antibiotikum behandelt werden.

## Was brauche ich?

Man spricht ungern über mich. Wenn es um mich geht, ist immer eine gewisse Intimität und Verborgenheit zu gewährleisten. Ich gehöre zum Schambereich. Von vielen Menschen werden die Organe des kleinen Beckens vernachlässigt. (Im Übrigen auch bisher von der »Psychosomatik«.)

# Beschwerden

## Scham ist ein natürliches Gefühl, das respektiert werden will

Scham macht darauf aufmerksam, dass ich und meine benachbarten Organe besonders verletzlich sind, dass mit ihnen pfleglich umgegangen werden soll und dass insbesondere bei der Sexualität Belästigungen, Zwang und Druck schaden. Die Scham dient dazu, gerade diesen Bereich in einer vertrauten Atmosphäre zu pflegen. Dazu sind oft ganz bestimmte Bedingungen notwendig (für jeden unterschiedliche), unter denen wir uns locker und frei fühlen können. Die Übertretung der Schamgrenze oder die gewaltsame Unterdrückung des Schamgefühls führt hingegen zu Verkrampfungen als gesundem Ausdruck der Abwehr.

Scham sollte in unseren Augen aber nicht bedeuten, dass Frauen sich beim Wasserlassen abhetzen, sich nicht der Entspannung des Beckenbodens widmen, eine übertriebene Furcht vor einer ansteckenden Erkrankung hegen oder Sexualität ablehnen. Wenn Sie ein intensives Gefühl für diesen Bereich entwickeln können, seine Bedürfnisse erkennen und sich ihm auch entsprechend widmen, können Sie gerade aus diesem Bereich viel Lust erfahren. Wenn Sie dagegen nicht den richtigen Umgang mit uns finden, können wir vielfältige Beschwerden machen und Sie auf schmerzhafte Weise darauf hinweisen, besser auf uns zu achten.

Tipp

### Was Sie für Ihre Blase tun können

- Ich brauche viel Flüssigkeit, also bitte trinken Sie ausreichend auch und gerade, wenn Sie Probleme mit mir haben.
- Bitte gehen Sie regelmäßig auf Toilette und geben mir ausreichend Zeit für eine vollständige Entleerung.
- Die stärkste Entspannung des Beckenbodens wird vor meiner Entleerung erreicht, da ich mich nur so ganz öffnen kann.
- Ein Training der Beckenbodenmuskulatur ist schon eine wichtige Stütze für mich. Dies kann schon dadurch geschehen, dass Sie zwei- bis dreimal am Tag mehrfach kräftig den Beckenboden zusammenziehen und danach bewusst entspannen, so wie man es beim Unterbrechen des Wasserlassens oder nach einem erfolgreichen Stuhlgang meist macht.

## Eine befriedigende Sexualität tut mir gut!

Durch mich sollte sich niemand von einer befriedigenden Sexualität abhalten lassen, auch wenn zunächst die Beschwerden dabei verstärkt auftreten können. Letztlich fördert jede sexuelle Erregung und der Orgasmus sowohl die Durchblutung als auch die Kräftigung und Lockerung der Muskulatur. Beim Mann fördert sie die Entleerung der Prostata und der Samenbläschen und verhindert so Stauungen.

Lassen Sie sich viel Zeit für die Sexualität und setzen Sie sich nicht unter Druck. Sprechen Sie auch einmal mit Ihrem Partner ausführlich darüber, womit Sie unzufrieden sind und was Sie sich wünschen. Die Scham verhindert oft ein verständnisvolles Gespräch, das Sie aber auch mit Ihrem Arzt oder einem Therapeuten führen können.

# Beschwerden

## Chronische Rückenschmerzen

Rückenschmerzen gehören zu den häufigsten angegebenen körperlichen Beschwerden. Jeder vierte Fehltag am Arbeitsplatz ist durch Rückenschmerzen bedingt.

### Wie entstehen sie?

Rückenschmerzen werden bei 80 % der Betroffenen nicht durch organische Veränderungen der Wirbelsäule verursacht. Viele Menschen weisen bei Röntgenuntersuchungen Abbauprozesse des knöchernen Wirbelskeletts unterschiedlichen Ausmaßes auf. Man hat aber festgestellt, dass nie von der Schwere der Abbauerscheinungen auf die Schmerzstärke geschlossen werden kann. Das bedeutet, dass die Art und Weise, wie man auf solche Wirbelveränderungen (im bewussten oder unbewussten Auftrag des Gehirns) reagiert, für die Schmerzstärke entscheidend ist. Die Ursachen für Rückenschmerzen liegen in einer Kombination aus schlechter Haltung, schwach ausgebildeter Muskulatur, einseitigen Dauerbelastungen und konfliktreichen Lebenssituationen.

Unsere Wirbelsäule ist extrem beweglich und wenn sie nicht durch eine kräftige Muskulatur gehalten wird, werden Gelenke und Bänder ständig überanspruchst und reagieren dann »gereizt«. Reflektorisch verkrampft sich die umgebende Muskulatur des gereizten Gelenks und fängt dabei auch an zu schmerzen. Deshalb tut uns bei der ärztlichen Untersuchung auch die Muskulatur weh und wird auch Fango und Wärme so angenehm erlebt, da es die Muskulatur wieder entspannt.

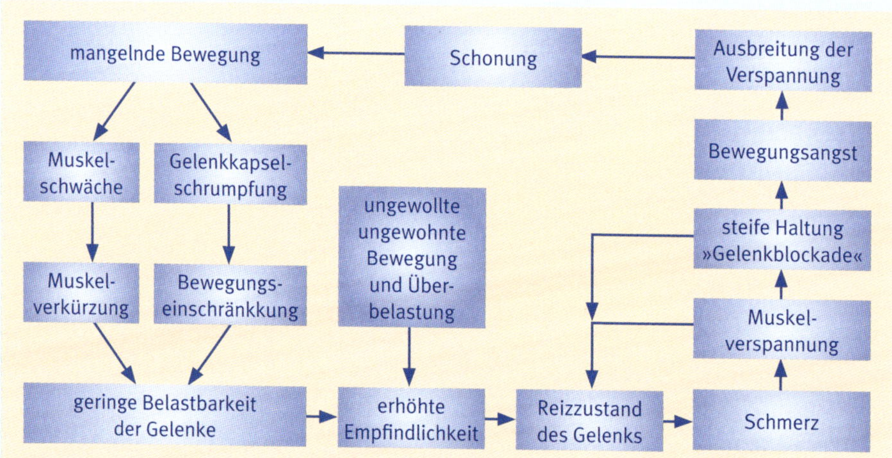


▲ Das Schema zeigt, welche Ursachen zu unspezifischen Rückenschmerzen führen können.

Zusätzlich haben wir oft Angst, die Wirbelsäule zu bewegen und halten sie steif, worauf sich die Verspannung weiter ausdehnt. Noch vor wenigen Jahren empfahl man Patienten mit akuten Rückenschmerzen Ruhe und Schonung, jetzt hat sich die Erkenntnis durchgesetzt, dass gerade dieses falsch ist, da es die genannten Mechanismen

**ÜBUNG**

## Aufrichtung der Psyche durch Aufrichtung des Körpers

Aus Sicht der Körperpsychotherapeuten hat jeder Körper eine natürliche gesunde Grundhaltung. Sie ist aufrecht; alle Gelenke haben dabei ihre natürliche Bewegungsfreiheit; die Muskeln, die das Skelett halten, sind aktiv, ohne Verspannung; die Wirbelsäule ist gerade, kein Nerv wird abgedrückt; Nervensignale und Blut können zirkulieren. In dieser Körper-Haltung geht es der Psyche gut: aktionsbereit, erlebnisbereit, kräftig. Es gibt viele Gründe, warum Menschen aus dieser gesunden Körperhaltung geraten. Körpertherapeuten nutzen das Wissen, dass und wie man in diese zurückkehren kann. Die Körpertherapeutin Benita Cantieni hat dazu folgenden (hier noch mal etwas gekürzten) »Schnelldurchlauf« zur Einnahme dieser aufrechten Haltung entwickelt:

- **Füße ausrichten:** Füße in V-Stellung (Fersen zusammen, Zehen leicht auseinander). Mitte der Ferse und Zehengrundgelenke am Boden. Knie entspannt.
- **Wirbelsäule aufspannen:** Wirbel um Wirbel in körperlicher Gerade dehnen. Die Wirbelsäule geht in einer vertikalen Linie hin zum obersten Punkt des Hauptes.
- **Kopf hoch:** Man stellt sich vor, dieser oberste Punkt am Haupt wird an einem feinen Faden sanft in Richtung Himmel gezogen, als ob der Kopf fast schwerelos auf dem letzten Halswirbel thront.
- **Becken aktivieren:** Die Sitzbeinhöcker leicht zusammenziehen. Den Bauchnabel leicht zum Brustbein hochziehen. Das ergibt eine verbindende Kraft zwischen Becken und Bauch.
- **Schultern setzen:** Die Schlüsselbeine leicht und zart auseinanderdehnen, die Schultern nach außen und unten fließen lassen und die Arme loslassen.
- **Von unten nach oben fühlen:** Man fühlt ein paar Mal von der »Sohle« bis zum »Scheitel« und steht dabei aufrecht und entspannt. Man macht das mit der Atmung. Stellen Sie sich vor, dass in dieser Haltung die Atmung von unten in den Körper kommt, sich durch diesen aufrecht im Körper hindurch nach oben atmet und dass Sie an der Hauptspitze wieder ausatmen. Dabei wächst man in der Vorstellung jedes Mal ein kleines Stückchen.

(Diese Übung entstammt dem Buch: Storch M, Cantieni B, Hüther G, Tschacher W. Embodiment: Die Wechselwirkung von Körper und Psyche verstehen und nutzen. Bern: Huber; 2007)

# Beschwerden

der Schmerzentstehung nicht durchbricht. Heute lautet der Rat bei Rückschmerzen, lediglich starke Belastungen zu vermeiden und sich ansonsten so zu bewegen wie zuvor. Um diese Bewegung zu erleichtern, ist im Anfangsstadium von Rückenschmerzen die regelmäßige Einnahme von Schmerzmitteln sinnvoll.

Unabhängig von der weiteren Behandlungsart sind 90% aller Rückenschmerzen nach sechs Wochen vorbei. Die oben genannten psychosozialen Faktoren, insbesondere Angst, Depression und übertriebene Schonung spielen eine große Rolle bei der Chronifizierung. (Die Abbildung veranschaulicht diese Zusammenhänge.)

## Was kann man tun?

Bei chronischen Rückenschmerzen sind Medikamente leider nur selten noch hilfreich. Bei der Behandlung ist entscheidend, dass wir unsere Angst überwinden und uns wieder mehr bewegen und die Muskulatur kräftigen. Dabei ist es sehr wichtig, auf die richtige Dosis der Behandlung zu achten. Die Betroffenen schwanken meist zwischen zu viel Schonung und zu starker Belastung. Auch deshalb empfiehlt man heute den langsamen Muskelaufbau an speziell dazu entwickelten Geräten, wie sie auch in Fitnesszentren (z.B. Kieser-Training) angeboten werden. Zusätzlich sind Rückenschwimmen, Entspannungstherapie, Rückendehnung und Rückenschule hilfreich.

**Biofeedback.** Erzeugen Verspannungen der Muskeln Beschwerden, kann dieses Verfahren Hilfe bringen. Dabei wird der Spannungsgrad einzelner Muskeln mittels feinster Elektroden auf der Haut aufgezeichnet, in ein bildliches oder akustisches Signal »umgewandelt«. Der Betroffene kann so die Arbeit seiner Muskeln »sehen« oder »hören«. Durch diese Rückmeldung biologischer Signale (= Bio-feedback) lernt er – je nach Ziel – einerseits die Muskelspannung zu erhöhen oder zu senken und andererseits (vielleicht wieder) sensibler für das Ausmaß dieser An- und Entspannung zu werden.

### Das Gespräch zwischen Oliver und seinem Rücken

**Oliver:** »Du hast gut reden! Ich höre immer das Gleiche: Bewege dich! Entspanne dich! Lass dich nicht hängen! Es gibt aber Zeiten, da habe ich so starke Schmerzen, dass ich weder das eine noch das andere kann!«

**Rücken:** »Erstens kannst du dich ruhig gelegentlich hängen lassen! Und zum Ausmaß deiner Schmerzen muss ich dich an etwas Wichtiges erinnern: Bevor du die spürst, müssen unsere Schmerzsignale über die Schmerzbahnen erst einmal dein Hirn erreichen. Und dazu haben sie dein Schmerztor (siehe S. 65) im Rückenmark zu passieren. Das ist manchmal eher offen, manchmal eher geschlossen!«

**Oliver:** »Wovon hängt das denn bitte schön ab?«

**Rücken:** »Für mich ist das Schmerztor von großer Bedeutung! Die gleiche Verspannung, die gleiche Gelenkabnutzung kann von dir einmal sehr schmerzhaft erlebt werden, ein anderes Mal spürst du sie kaum. Das hängt davon ab, wie stark du selbst dieses Tor öffnest oder schließt.«

**Oliver:** »Ich kenne keinen Schalter an mir, mit dem ich so ein Tor auf- und zumachen könnte!«

### Die Öffnung des Schmerztors kannst du selbst beeinflussen

**Rücken:** »Der Schalter bist du selbst mit deinem Verhalten. Unsere Schmerzbahnen finden eher verschlossene Tore, wenn du dich körperlich bewegst, ohne dich zu überfordern. Wenn du dich auf etwas konzentrierst, was dir Freude macht oder dich ›fesselt‹. Oder wenn du es einmal schaffst, deinen ganzen Körper wohlwollend zu pflegen. Wann warst du z. B. zum letzten Mal in der Sauna?«

**Oliver:** »Gibt es keine Methode, das Tor zu euch für immer zuzumachen?«

**Rücken:** »Um Gottes willen! Dann würdest du dir den Zugang zu einem deiner empfindlichsten Organe verbauen. Du könntest dich verbrennen, ohne es zu merken! Und weißt du denn nicht mehr, dass du gerade über meine Beschwerden merkst, wann du wieder einmal zu viel und zu lange ›gebuckelt‹ hast? Rückenschmerzen sind eben nicht nur Störfaktor, sondern auch Warnlampe!

Hättest du dir letzten Samstag auch Zeit für dich anstatt für deine Freunde und deren Hausbau genommen, wenn ich dir am Freitagabend nicht gezeigt hätte, dass es mir für diese Woche reicht?!«

**Oliver:** »Leiste ich viel – beklagst du dich. Schonen soll ich dich auch nicht! Wie kann man es dir denn recht machen?«

### Wenn ich voller Energie oder Spannung stecke, brauche ich Bewegung!

**Rücken:** »Man sollte den gesamten Bewegungsapparat ruhig jeden Tag einmal richtig fordern, allerdings ist Belastung durch deine Arbeit als Heizungsmonteur oft zu einseitig und zu schwer. Da brauche ich Ausgleich. Lauf oder mach Gymnastik! Nimm jede Gelegenheit wahr, die sich bietet, um sich an etwas zu erfreuen. Aber gib uns auch Ruhe. Entspanne dich, nimm ein warmes Bad oder lass dich mal massieren. Sowohl Überforderung als auch Unterforderung sind langfristig für uns ungünstig. Und nutze die Energie auch, mit der du uns über dein Nervensystem lädst. Spitz nicht nur den Mund, sondern pfeife auch: Wenn du uns Muskeln schon im Zorn verspannst, dann nutze das auch und drücke ihn aus!«

**Oliver:** »Ich werde das tun und ihr könnt zeigen, wie ihr es honoriert. Aber noch eine Frage: Bei all der Konzentration auf den Körper: Was ist denn nun das psychosomatische an Rückenschmerzen?«

**Rücken:** »Die Beziehung zwischen dir und mir! Ich gehöre zu dir und du gehörst zu mir!«

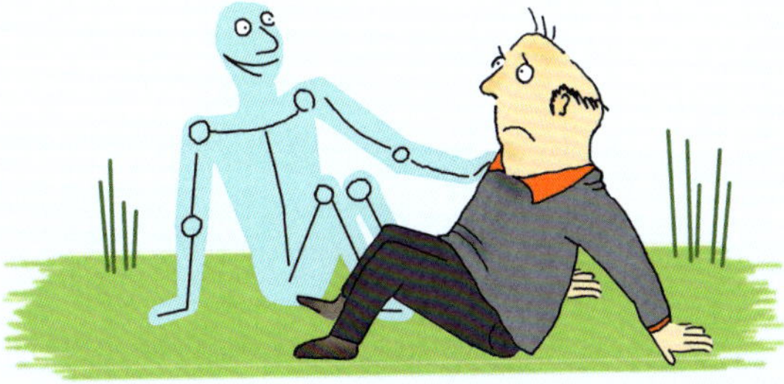

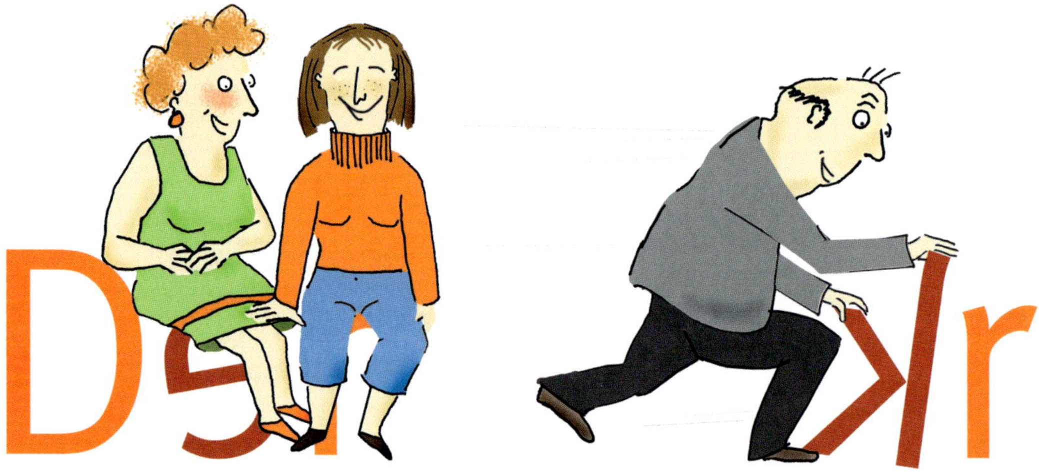

# Gesunde

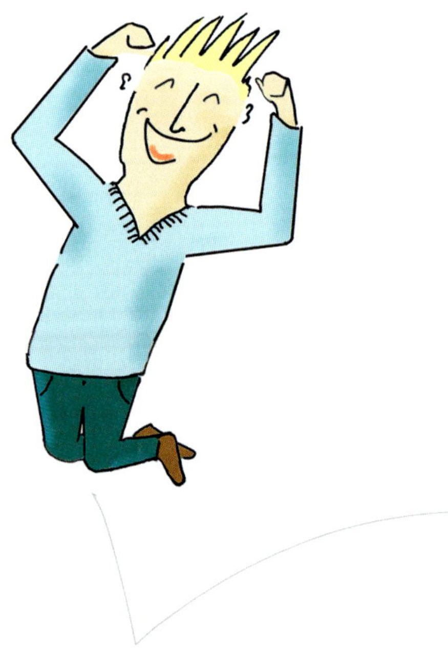

# 3 Heilung

## Der Weg aus der psychosomatischen Krankheit

Sie haben es sich vermutlich schon gedacht, dass Sie letztlich das meiste selbst tun müssen. Aber das ist auch eine große Chance, denn Ihr Wohlbefinden liegt nun in Ihren eigenen Händen!

In diesem letzten Buchteil geht es also um heilsame Veränderungsschritte, die Sie in Eigenregie oder auch gemeinsam mit Ihren Angehörigen machen können – mit oder ohne psychotherapeutische Unterstützung.

# Erkennen und Handeln

Wir haben durch unseren Blick in die Welt des Körpers erfahren, dass dieser mit Hilfe seiner Nerven und seiner Hormone auf das reagiert, was in der Welt der Psyche von Martin & Co. vor sich geht. Auch wenn sich für uns das Geheimnis nicht aufgelöst hat, wie dort Psyche und Hirnphysiologie bzw. Hirnchemie miteinander in Kontakt treten, so ist doch ein Fazit klar: Wenn sich die Psyche anders als bisher zu den Störungen ihres Körpers verhält, dann darf sie getrost davon ausgehen, dass sich auch im Körper etwas ändert. Also steht jetzt für die Psyche die Frage im Mittelpunkt: Was verändern? Womit aufhören? Was tun?

Wenn Martin mehr von seinem Körper weiß und die Beziehungen von Körper und Psyche besser versteht, ist dieses neue Wissen schon eine Veränderung. Mehr von sich zu verstehen, bedeutet, selbst Experte zu werden. Das allein ist schon heilsam.

Vielen Betroffenen hilft nützliches Wissen über ihre Organe dabei, mit ihren Beschwerden anders umzugehen. Es beruhigt sie, es spornt sie an und macht sie kompetenter. Für die meisten aber muss zur bloßen Erkenntnis noch etwas hinzukommen – der Ausstieg aus dem »Wiederholungszwang« (siehe S. 34) – die Veränderung von Gewohnheiten. Wer über Jahre hinweg psychosomatische Beschwerden hat, hat notgedrungen feste Gewohnheiten ausgebildet im Umgang damit. Das gilt auch für die soziale Welt: Zwischen Martin, Oliver, Nora, Doris und ihren Partnern, Familien, Kollegen oder Experten haben sich feste Muster entwickelt, mit der Krankheit und den dazugehörigen »Kranken- und Gesundenrollen« umzugehen. Die Betroffenen und auch deren soziale Umwelt brauchen neben dem Wissen über ihren Organismus nun einen tieferen Einblick in diese Gewohnheiten, ihre Entwicklungen und Möglichkeiten, aus alten Gewohnheiten aus- und in neue einzusteigen. Kurz: Sie brauchen Einblick in die Beziehung zwischen Körper, Psyche und sozialer Umwelt rund um das Thema »psychosomatische Beschwerden«. Und sie brauchen Ideen, wer was verändern kann oder muss, damit sich etwas verändert. Und sie müssen ihre Grenzen erkennen: Wer kann was nicht ändern, weil das nicht in seiner Hand liegt? Diese Übergänge vom Wissen zum Erkennen und vom Erkennen zum Verändern sind Thema dieses letzten Buchteils.

## Die Diagnose wirkt bereits heilsam

In der Medizin gilt: zuerst die Diagnose, dann die Therapie. Zuerst die Krankheit erkennen, dann die richtige Maßnahme. Hier sind das klar voneinander getrennte Schritte. Therapien ohne Diagnose gelten in der Medizin als Blindschüsse oder als Therapie nach dem »Gießkannenprinzip«. Man macht dann so viel wie möglich, irgendwas wird schon helfen. Und umgekehrt gilt eine Diagnose ohne daraus ableitbare Therapie als nutzlos.

In der Psychosomatik gibt es diese klare Trennung nicht. Hier wirken Diagnosen im Sinne des besseren Erkennens und Verstehens bereits selbst heilsam. Warum?

- Erstens, weil Erkennen und Verstehen eine Sache der Psyche ist und weil eine Psyche, die sich und ihre Beziehungen zum Soma und zu anderen neu versteht, nicht mehr die Gleiche ist wie vor diesem Verstehen.
- Zweitens, weil diese Psyche sich dann notgedrungen ganz anders zu ihrem Körper verhält oder sich mit ihrem Körper in der sozialen Welt anders präsentiert.
- Und drittens, weil dann der Körper oder die soziale Welt wiederum anders auf diese Veränderungen in der Psyche reagieren.

Das eine bewirkt das andere. So verändern sich Muster und Gewohnheiten. Das ist wie in einer Partnerschaft: Wenn eine Seite bei der anderen plötzlich versteht, was vorher unverständlich war und bekämpft wurde, ändert sich die Beziehung. Leider führt aber nicht jedes neue Erkennen und Verstehen zur Veränderung. Es gibt auch Erkenntnisse, die sich als Sackgassen erweisen. Und oft genug muss man noch die Klippe zwischen Erkennen und Handeln überschreiten. Jeder weiß: »Der Geist ist willig, aber das Fleisch ist schwach!« Das Erkennen muss dann in ein neues Handeln umgesetzt werden. Erst die neue Handlung, die am Ende zur neuen Gewohnheit wird, schließt den Heilungsprozess ab.

### Doris' »Brummelerkenntnis«

**Doris:** »Mir war gar nicht bewusst, wie sehr ich auf Abweisung und auf Kritik eingestellt war! Meine Therapeutin hat mir meine missmutige Art einmal freundlich und direkt vor Augen gehalten. Weil sie mich dafür nicht kritisiert hat, habe ich mit ihr erforscht, wo das herkommt. Da fiel es mir wie Schuppen von den Augen. Ich kannte fast nur ›Brummelbeziehungen‹: zu meinem Körper, zu meinen Kollegen, zu meinen Eltern. In einer therapeutischen Sitzung wurde mir klar, dass das meine ›Überlebensstrategie‹ war. Ich war als Kind in einem Klima ständiger Kritik aufgewachsen und kannte gar nichts anderes. Niemandem konnte ich es Recht machen – da habe ich mir einen Brummelpanzer zugelegt. Diese Selbsterkenntnis hatte etwas ziemlich Befreiendes!«

## Wer sind die möglichen Heiler?

Geht es um die Heilung von körperlichen Beschwerden oder Krankheiten, kommen generell fünf »Heiler« in Frage:

- Experten, die direkt in den Körper eingreifen.
- Der Körper selbst: die Selbstheilungskräfte des Körpers.
- Der engste Partner des Körpers: die Psyche.
- Experten, die der Psyche dabei beistehen, z. B. Psychotherapeuten.
- Die Mitmenschen des Patienten in der sozialen Welt, die mit ihm leben oder arbeiten.

### Experten, die direkt in den Körper eingreifen

Direkt in den Körper eingreifen heißt meistens, ihn mit Medikamente zu beeinflussen, ihn zu operieren oder ihn durch besondere Formen der direkten Berührung zu beeinflussen (Physiotherapie, Massage, Neuraltherapie, Chiropraktik) bzw. zu stimulieren (Akupunktur). Um ihn zu bestimmten heilsamen Bewegungen zu veranlassen (Krankengymnastik und Sport), braucht man schon wieder die Mitarbeit der Psyche. Medikamentöse Behandlungen (z. B. Beruhigungsmittel, wenn Beschwerden mit Ängsten und Spannungen verbunden sind oder Schmerzmittel) spielen oft eine unterstützende Rolle bei der Heilung psychosomatischer Störungen. Sie lösen das Kernproblem aber nicht oder verursachen auf die Dauer selbst weitere psychische oder somatische Störungen. Sie können aber auf Zeit eine wichtige Stütze der anderen Heiler auf diesem Gebiet sein.

## Die Selbstheilungskräfte des Körpers

Die Selbstheilung des Körpers – ist in allen Heilungen somatischer Symptome das Entscheidende und wird meistens komplett unterschätzt. Der Körper heilt seine Wunden, regeneriert sich nach dem Genuss verdorbener Speisen, wehrt Viren- und Bakterienattacken ab. Er ist es sogar selbst, der die Zuführung von Medikamenten nutzt, um daraus für sich etwas Gutes zu machen! Fallen Organsysteme oder Hirnbereiche aus, kompensieren andere das. Knochenbrüche lässt der Körper wieder zusammenwachsen. Der Körper hat also eine enorme Kraft zur Wiederherstellung seines gesunden Zustands, zur Kompensation von Störungen. Leider wird er bei psychosomatischen Störungen gerade daran oft gehindert durch die ihn bei dieser Arbeit störende Psyche. Was der Körper von der Psyche braucht, um in Ruhe gesund zu bleiben oder wieder gesund zu werden, haben die Organe in diesem Buch dargestellt.

## Der engste Partner des Körpers: die Psyche

Die Psyche steht von allen Heilern dem Körper am nächsten. Vieles von dem, was die anderen Heiler tun, wirkt erst über sie oder kann von ihr auch torpediert werden. Sie spielt neben dem Körper selbst deshalb die Hauptrolle.

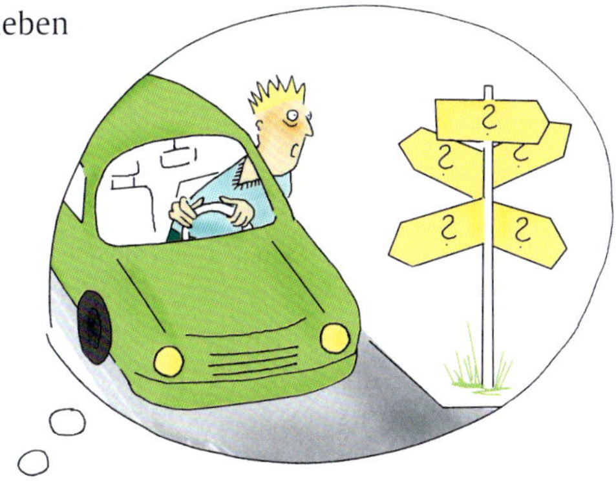

## Psychotherapeuten, als Unterstützer der Psyche

Wo die Psyche – warum auch immer – an ihre Grenzen stößt, kommen die Psychotherapeuten ins Spiel. Sie helfen der Psyche zu verstehen, wie sie in ihrer Partnerschaft mit dem Körper in eine Sackgasse geraten ist. Und vor allem helfen sie der Psyche dabei, Wege zu finden, die wieder hinausführen. Um die Rolle der Psychotherapeuten zu verdeutlichen, vergleichen wir den Patienten einmal mit einem Autofahrer, der sich verfahren hat.

Der Patient leidet trotz vieler medizinischer Diagnosen und Maßnahmen seit längerer Zeit unter körperlichen Beschwerden und wendet sich einem neuen Experten – dem Psychotherapeuten – zu. Die Psyche merkt, dass ihre alte

Landkarte nichts mehr nützt. Eine andere hat sie aber nicht zur Hand. Sie braucht eine neue Orientierung und dafür Hilfe von außen. Ihre alte Landkarte entspricht hier den alten Gewohnheiten des Patienten, mit sich und seinen Beschwerden umzugehen, wie wir sie unter der Überschrift »Wiederholungszwang« beschrieben haben (siehe S. 34). Ein Therapeut, der eine Hilfe zur Selbsthilfe anbietet, wird in diesem Vergleich zum Berater des Autofahrers – entweder er gibt ihm eine neue Karte oder er fährt selbst ein Stück mit. Nur: Weiterfahren muss der Patient am Ende selbst. Entscheiden, welchen Weg er einschlägt, muss er auch selbst.

## Angehörige

Können Angehörige auch »Heiler« sein? Ja. Allerdings brauchen auch sie manchmal Hilfe von dafür geschulten Experten. Bettina, Ehefrau von Martin, hat sicher einiges getan, um heilsam für ihn zu sein. Wider Willen hat sie dabei manchmal mit ihrer Art des Umgangs mit dem Problem aber am Ende selbst mehr zu dessen Aufrechterhaltung als zu dessen Lösung beigetragen. Angehörige können wie die Experten nicht direkt in Körper oder Psyche eines Patienten eingreifen. Sie können oft aber erheblich dazu beitragen, dass der Betroffene und sie selbst aus der Sackgasse der schädlichen Wiederholungszwänge herausfinden. Sie können ihre Art, wie sie im »Teufelskreis« mitgespielt haben, ändern. Wenn sie nicht mehr »mitspielen«, hat das über kurz oder lang Auswirkung auf die Psyche des Patienten und darüber oft auch auf dessen Körper. Das »Nicht-Mehr-Mitspielen« kann und muss allerdings je nach Fall oft sehr verschiedene Gestalten annehmen:

- Wieder an sich denken und aus der »Krankenversorgung« aussteigen?
- Mehr Mut zur Konfrontation?
- Oder Mut, endlich vom erfolglosen Versuch, den Kranken zu heilen, loszulassen; dessen Kranksein und damit auch den »Verlust des gesunden Partners« zu akzeptieren und daraus für sich dann persönliche Konsequenzen zu ziehen und diese sich und anderen zuzumuten?

Auch für sie gilt »Erkennen ist Handeln«, denn meistens müssen sie selbst erst mal das Muster erkennen, mit dem sie mitgespielt haben, um dann aussteigen zu können.

Tipp

## Wie werden die unterschiedlichen Heiler ein erfolgreiches Team?

Ihnen ist nur dann gedient, wenn die möglichen Heiler, also

- an erster Stelle mal Sie selbst – in Form von Psyche und Körper,
- externe Experten – in Form von Medizinern und anderen Unterstützern des Körpers sowie Psychotherapeuten als Unterstützer der Psyche,
- sowie Ihre Angehörigen oder engen Freunde

als Team zusammenarbeiten und sozusagen am gleichen Strang ziehen.

In einem gut kooperierenden Team trägt jeder die Verantwortung für seine Rolle, wobei er seine Grenzen kennt und anerkennt. Jeder lässt dem anderen dessen Verantwortung und unterstützt ihn bei Bedarf darin. Jeder lässt Unnützes los. Jedes Mitglied des Teams wird sich dabei auf das zentrieren müssen, was es selbst tun und lassen kann und nicht auf das, was Sache der anderen ist. Ein Beitrag eines Teammitglieds für sein Team besteht oft darin, aufzuhören, andere bei ihrer Arbeit zu stören. Ein weitergehender Beitrag liegt darin, andere bei ihrer Arbeit aktiv zu unterstützen. Der Angehörige darf dabei nicht übersehen, dass er für seine eigene Psyche die Hauptverantwortung trägt und keinerlei Heilung gut wäre, die auf Dauer seine Psyche belastet. Der Psychotherapeut wird sich auf die Psyche des Patienten und auf die soziale Welt zentrieren.

# Heilsame Veränderungsschritte

Die Mitspieler im Heilungsprozess sind jetzt also klar. Nun soll es um die Veränderungsschritte selbst gehen. Hier gibt es fünf Möglichkeiten, auf die wir in den nächsten Kapiteln genauer eingehen werden:

- Neue Fragen stellen.
- Eine neue Sichtweise einnehmen.
- Die Aufmerksamkeit auf etwas anderes richten.
- Vorgängen einen anderen Namen geben und ihnen eine ganz neue Bedeutung geben.
- Und natürlich am Ende sich anders als bisher verhalten.

## Wie ging es mit Nora und ihrer Übelkeit weiter?

Noras Therapie zeigt anschaulich, an wie vielen Stellen man »die Weichen neu stellen« kann. In ihrem Fall wurden Schritt für Schritt alle Veränderungsbereiche berührt, auf die wir näher eingehen werden: eine neue Sicht, die Aufmerksamkeit auf anderes richten, andere Begriffe, neue Formen der Beziehung, neue Entscheidungen und neues Handeln.

Sie haben Nora ja schon weiter vorn im Buch kurz kennengelernt, aber einige biografische Details müssen wir noch nachtragen: Sie ist 42 Jahre alt, verheiratet und hat drei Kinder. Ihre Berufstätigkeit als Medizinisch Technische Assistentin in einem Labor hat sie nach der Geburt ihres ersten Kindes aufgegeben. Ihr somatisches Problem ist die Übelkeit, die manchmal von Magendruck und Durchfall begleitet wird. Das tritt vor allem dann auf, wenn eine Übernachtung »auswärts« auf sie zukommt: im Urlaub, beim Besuchen ihrer Eltern oder der Eltern ihres Mannes. Das wären zwar nicht all zu viele Tage im Jahr. Nur: Der Gedanke an solche außerhäuslichen Übelkeiten bereitet ihr schon Monate vorher Panik und (nach der Lektüre unseres Buches vielleicht nicht mehr ganz so überraschend:) Übelkeit. Zur Überraschung aller Fachärzte helfen die sonst bei Übelkeit wirksamen Medikamente nicht. Seit Jahren wird eine organische Verursachung von verschiedenen Fachärzten immer

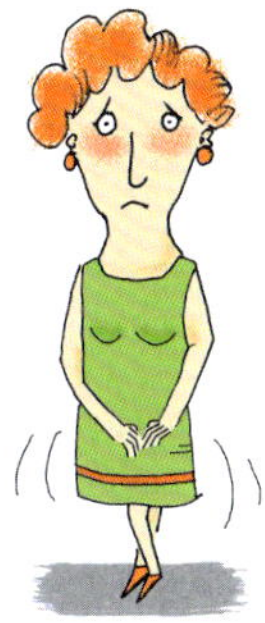

wieder erwogen und dann nach entsprechenden Untersuchungen ausgeschlossen. Nun also Psychotherapie. Von »Problemen« kann sie – außer von dem der Übelkeit – nicht berichten: In der Familie ist alles gesund, man ist finanziell abgesichert, sie beschreibt ihren Partner als freundlichen Ehemann (auch wenn es manchmal etwas »fade« geworden sei in der Ehe). Wenn nur die Übelkeit nicht wäre!

## Welche Veränderungsschritte waren für Nora wichtig?

Im Folgenden beschreiben Nora und ihr Psychotherapeut einige wichtige Erkenntnisse und Knackpunkte im Heilungsprozess, wobei es sich weniger um ein Gespräch handelt als um Noras Schilderung, die ihr Psychotherapeut ergänzt und kommentiert.

**Nora:** »Bisher hatte ich hinter meiner Übelkeit immer eine unentdeckte Krankheit und eine Gefahr vermutet. Im Rahmen der Therapie wurde mir klar, dass ich Übelkeit auch anders deuten kann, nämlich als eine gesunde biologische Abwehrreaktion gegen ›Unerträgliches‹«.

**Psychotherapeut:** »Ihre Psyche hat jetzt also die Aufgabe, selbst danach zu forschen, was ihr (der Psyche, nicht dem Körper) in ihrem Leben ›unerträglich‹ bzw. was ihr unangenehm und was angenehm, was wichtig und was weniger wichtig ist.«

**Nora:** »Mein Therapeut schlug mir vor, das nächste Mal, wenn mir übel ist, ein Experiment zu machen und auszuprobieren, was mir dann guttut. Erstaunlicherweise war gerade Bewegung für mich angenehm. Bisher hatte ich immer genau das Gegenteil getan: mich still zurückgezogen und hingelegt.«

**Psychotherapeut:** »Die Beschäftigung ihrer ›Psyche‹ mit sich selbst ließ sie ein Problem erkennen, das sich ihre Psyche selbst gemacht hatte, deren Ursache also in der Psyche und nicht im Körper lag: Ihre ständige ängstliche Beschäftigung mit der Frage ›wird mir übel werden?‹ Die Psyche machte sich so in der Gegenwart selbst ein Problem mit der ständigen Vorstellung ihrer körperlichen Beschwerde in der Zukunft! Sie stellte sich diese Beschwerdezukunft wieder und wieder vor (Wiederholungszwang).«

## »Ich stelle mir nur vor, wie mir schlecht wird, und mir wird tatsächlich übel!«

**Nora:** »Genau, dieses Angstkino – dieser Begriff stammt nicht von mir, aber ich finde ihn sehr treffend – bei dem ich mich in meine Ängste und Übelkeit regelrecht hineingesteigert habe, war viel belastender als die kurzen Phasen, in denen mir tatsächlich übel war! Also, als mir das so richtig klar wurde, musste ich schon schlucken. Und ich habe auf einmal tatsächlich gespürt, wie eng mein Körper und meine Psyche zusammenspielen: Ich stelle mir nur vor, wie mir schlecht wird, und mir wird tatsächlich übel! Bisher hatte ich diese ganzen ›psychosomatischen Zusammenhänge‹ zwar zur Kenntnis genommen, aber jetzt habe ich das von innen heraus gespürt. Was für eine Macht haben meine Gedanken und Gefühle! Mein Therapeut schlug mir dann ganz pragmatisch vor, diese Erkenntnis zu nutzen, um mir zukünftig positive Szenarien vorzustellen, natürlich insbesondere bei Auswärtsübernachtungen.

Eine überraschende Wende hatte es ja schon beim ›Gespräch‹ mit meinem Magen gegeben, der mir die Übelkeit bereitete (siehe S. 119). Mit meinem eigenen Symptom zu reden: Das war zuerst schon komisch, dann aber sehr ergiebig. Zunächst standen wir beide uns ja ›hämisch‹ gegenüber. Als ich ihn aber fragte: ›Was rätst du mir?‹ hatte er geantwortet: Lass dich von mir als Erstes nicht mehr so beherrschen. Nicht jede meiner Regungen ist gleich ein Unglück! So mächtig, wie du mich siehst, bin ich gar nicht und will es auch gar nicht sein. Stell dir das Leben mit mir doch mal einfacher vor und konzentriere dich auf anderes, Wichtigeres. Danach hatte ich in der Übelkeit auf einmal ein hilfsbedürftiges Kind gesehen; ich wollte meine eigene Übelkeit plötzlich trösten statt sie zu bekämpfen. Solchen Trost hatte ich mir als Kind auch von meinen Eltern gewünscht, wenn ich voller Angst war. Nach diesem Dialog bekam ich eine ganz neue Beziehung zu meinem Magen und seiner Übelkeit.«

**Psychotherapeut:** »Aus dem ›Symptom als Störung‹ wurde so das ›Symptom als freundlicher Ratgeber‹.«

**Nora:** »Mir war schon klar, dass es nicht nur um meine Beziehungen zu meinen Symptomen gehen würde, sondern auch um meine Beziehungen zu anderen Menschen. Ein Thema war beispielsweise der gemeinsame Urlaub; bisher war ich der Überzeugung, dass ich meinen Mann und die Kinder begleiten müsse und auf keinen Fall zu Hause bleiben könne, auch wenn mich meine Ängste und Übelkeit vorher noch so peinigten.«

## »Ein Gesetz ihrer Psyche lautete: ›Denk immer zuerst an andere!‹«

**Psychotherapeut:** »Das ist nur ein Beispiel für ein dominierendes Gesetz ihrer Psyche: ›Denk immer zuerst an andere!‹ Als sie das erkannte, war auch klar, was nun folgen sollte: Lernen, Nein zu sagen und auch an sich zu denken.«

**Nora:** »Das Experiment, Mann und Kinder allein fahren zu lassen, war sehr befreiend für mich. Die drei haben den Urlaub genossen. Mir kamen in dieser Zeit wichtige Erinnerungen an die Vergangenheit hoch. Mein Vater war vor einigen Jahren verstorben. Schmerz und Trauer tauchten auf, erst wollte ich das nicht so recht zulassen, aber der Therapeut ermutigte mich, meine Gefühle zu spüren und auszudrücken. Sätze wie ›Ich vermisse dich so‹ und ›ich hab dich doch so geliebt‹ kamen hoch. Endlich konnte ich um meinen Vater weinen, diesen Verlust betrauern. Das tat mir gut.

Während der Therapie kamen auch Erinnerungen aus meiner früheren Kindheit: Wie ich und meine kleine Schwester ängstlich warteten, wenn meine Eltern abends aus dem Haus gingen und erst spät nachts wiederkamen. Schon damals hatte ich dieses mulmig-ängstliche Gefühl. Meinen Eltern habe ich nichts davon erzählt.«

**Psychotherapeut:** »Das war eine Begegnung ihrer erwachsenen Psyche mit ihrer früheren kindlichen Psyche. Solche Begegnungen mit der Vergangenheit sind in Therapien manchmal wichtig. Sie sind meistens schmerzhaft und heilsam zugleich. Ein heilsames Zulassen von Gefühlen in der Psyche durch die Psyche!«

**Nora:** »Seit ich weiß, wie sehr meine Übelkeit mit den Gefühlen von Angst und Verlassensein verquickt ist, kann ich jetzt auch meinen Mann bitten, mir dann die Geborgenheit zu geben, die ich damals vermisste. Ich fühle mich schon etwas besser, wenn er mich in den Arm nimmt und streichelt.

Ein weiterer heilsamer Schub war die Entscheidung, in meinen Beruf zurückzukehren. Das hatte der Therapeut angeregt. Ich konnte tatsächlich wieder in meinem alten Laborteam anfangen. Nach der Therapie war meine Übelkeit zwar nicht ganz verschwunden, raubte mir aber nicht mehr so viel an Lebenskraft und Lebensfreude. Sie, der Magenschmerz und der Durchfall kamen viel seltener und wenn, dann wusste ich was los war und was ich tun konnte.«

# 1. Schritt: Neue Fragen stellen

Man kann den Inhalt solcher Veränderungsschritte nicht von einem auf einen anderen Betroffenen übertragen. Sie müssen für jeden neu gefunden werden. Im nächsten Schritt stellen wir Ihnen daher eine Übung vor, mit der Sie einen etwas tieferen Einblick in Ihre eigene Psyche und in ihre Beziehung zu ihrem Symptom finden können.

**ÜBUNG**

## Fragen Sie Ihre Psyche zu ihrer Beziehung zum Symptom

In dieser Übung geht es um Fragen, die Sie Ihrer Psyche stellen können. Sie beziehen sich alle darauf, wie Ihre Psyche die Beziehung zu Ihrem Körper erlebt: »Meine Reaktionen auf dich.« Direkt oder indirekt stößt ein solcher Dialog an fast alle Stellen, an denen Veränderungen möglich sind. Das ist wie in einer Partnerschaft, die in einer Krise steckt: Ein offenes Gespräch miteinander lässt meistens erkennen, wer was wie ändern kann. Es geht hier als Einstieg erst einmal darum herauszufinden, wie man auf sein Symptom reagiert. Die Übung besteht aus drei Fragen.

Lesen Sie jede Frage (am besten Sie lesen sie sich selbst laut vor) und lassen sie auf sich wirken. Versuchen Sie nicht, eine zu rasche oder bestimmte Antwort zu erzwingen. (Die möglichen Aussagen sind nur Beispiele.) Hören oder sehen Sie bei sich selbst eher zu, welche Antworten da von selbst entstehen. Denken Sie zuerst an Ihr typisches körperliches Symptom – wie es sich »meldet« und in welcher Situation das geschieht. Vielleicht setzen Sie sich dazu in der Vorstellung Ihrem Symptom oder Ihrem Organ gegenüber – wie in einem Paargespräch.

### Was ist meine erste Reaktion auf deine Anwesenheit?

Was denke ich dann – was fühle ich dann? Denke ich z. B.:

- »Schon wieder du!« und werde ärgerlich?
- »Ich bin so ohnmächtig dir gegenüber?« und fühle mich unterlegen?
- »Warum hilft mir keiner gegen dich?« und ich fühle mich allein gelassen?
- »Wie wird das mit uns weitergehen?« und bekomme Angst?
- »Ich kann dich nicht mehr aushalten!« und bin verzweifelt?
- Oder: »…«?

### Wie erkläre ich mir, dass du immer wiederkommst?

- Gebe ich mir selber die Schuld? Wenn ja, welche?
- Sehe ich in dir eine Strafe dafür, dass ich etwas falsch gemacht habe?

- Suche ich Schuld bei anderen und fühle mich selbst als Opfer?
- Hadere ich mit meinem Schicksal, das mir dich beschert hat?
- Denke ich an eine unentdeckte Krankheit?

**Wer oder was hat Einfluss auf dich?**

- Glaube ich, dass ich es in meiner Hand habe, dich zu verändern? Dass ich mich deshalb entsprechend anstrengen muss?
- Denke ich bei deinem Erscheinen an Medikamente?
- An einen Arztbesuch?
- Hoffe ich auf Trost, Zuwendung oder sonst eine Hilfe von jemand anderem? Von wem?
- Warte ich auf Erlösung? Von wo oder von wem sollte sie kommen?
- Habe ich dich schon einmal gefragt, was du von mir willst oder mir empfiehlst – etwas, das ich dann tun oder lassen könnte?

## Zwiegespräch mit dem Symptom

In der Übung eben beschäftigt sich die Psyche mit ihren eigenen Reaktionen auf die Anwesenheit des Symptoms. In der nächsten steigt sie in ein direktes Gespräch mit ihm ein. Das klingt seltsam, ist aber etwas Alltägliches. Kinder sprechen laut mit sich selbst, Erwachsene setzen das still fort. Es ist nicht ungewöhnlich, im Auto mit einer abwesenden Person, zu Hause mit einer kränkelnden Pflanze (»Was fehlt dir denn?«) oder mit einem Aquariumfisch

**ÜBUNG**

### Sprechen Sie mit Ihrem Symptom – das kann sehr erhellend sein

Auch wenn es Ihnen zunächst ungewöhnlich erscheint oder Sie sich dabei »komisch« vorkommen, lassen Sie sich einmal auf ein Gespräch mit Ihrem Symptom ein. Entweder Sie spielen selbst beide Rollen – Sie können dabei laut sprechen oder den Dialog nur innerlich führen – oder Sie lassen das Symptom von einer anderen Person spielen. Als Therapeuten spielen gelegentlich wir das Symptom. Oder wir lassen den Patienten »hin und her« gehen und ihn einmal für sich und einmal für das Symptom sprechen. Das ergibt immer ein recht lebendiges Gespräch, das den Beteiligten und den Zuhörern ein Bild von der Beziehung zwischen leidender Psyche und Symptom vor Augen führt. Das folgende Protokoll aus einem solchen Zwiegespräch ist nur ein Beispiel.

zu sprechen (»Du bist ja ein Prachtkerl!«). Warum also nicht mit seinem Symptom? Wir kennen keinen Patienten, dem das nicht – manchmal mit etwas Hilfe – gelungen wäre.

## Beispielgespräche zwischen Patient und Symptom

### Macht und Ohnmacht:

**Patient:** »Da bist du ja schon wieder!«

**Symptom:** »Ja, ich bin wieder da!«

**Patient:** »Du störst!«

**Symptom:** »Mich stört nicht, dass ich dich störe. Im Gegenteil! Ob du mich willst oder nicht: Ich bin da.«

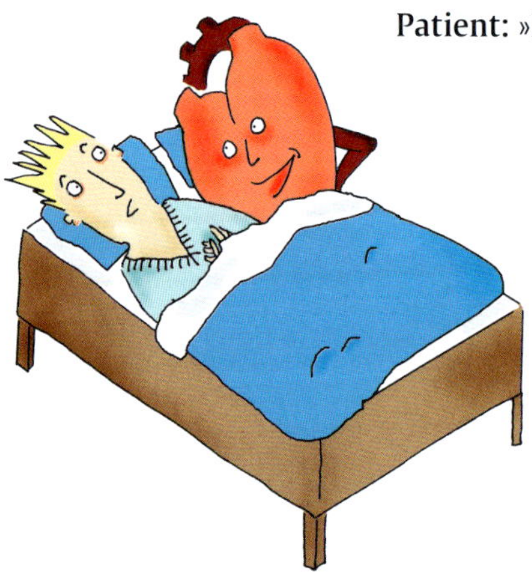

**Patient:** »Ich will dich loshaben!«

**Symptom:** »Das hast du mir schon tausendmal gesagt. Und ich bin tausendmal wiedergekommen.«

**Patient:** »Ich finde schon etwas, wie ich dich loswerde.«

**Symptom:** »Genau das macht mich hier stärker. Man kann mich nicht ignorieren. Und du willst mich loshaben und schaffst es nicht!«

**Patient:** »Ich weiß! Ich stecke fest mit dir und mir!«

**Symptom:** »Also gib endlich zu, dass du den Machtkampf nicht gewinnen kannst!«

### Schuld und Unschuld – Wer ist wofür verantwortlich?

**Patient:** »Womit habe ich dich nur verdient? Was mache ich falsch?«

**Symptom:** »Mich verdient man nicht. Ich bin ein Teil deines Körpers!«

**Patient:** »Wenn ich lernen würde, mich richtig zu entspannen, bräuchte ich dich nicht mehr aushalten. Ich bin ein Versager, solange es dich gibt!«

**Symptom:** »Ist das mein oder dein Problem? Meines nicht!«

**Patient:** »Keiner hilft mir richtig gegen dich! Anderen wird bei allem Möglichen geholfen, nur mich lässt man dir gegenüber im Stich.«

**Symptom:** »Wen immer du da zu Hilfe holen willst: Uns zwei kann keiner trennen! Glaubst du, ich lass mir von jemandem, der von außen kommt sagen, ob ich da sein darf? Ich bin doch einfach da und weiß auch nicht warum. Ich habe meine Existenz doch nicht selbst gewählt. Du redest so, als könnte ich kommen und gehen, da sein und nicht da sein, wie es mir passt! Das ist aber nicht so!«

**Patient:** »Andere haben nicht so etwas wie dich in sich. Irgendwer oder irgendwas muss doch Schuld daran sein, dass ich mich mit dir herumschlagen muss. Du vergällst mir doch mein Leben!«

**Symptom:** »Und wenn du oder wir einen Schuldigen hätten – wem würde es nützen? Ich bin da, mit oder ohne Schuldigen! Im Übrigen muss ich dich und deine Ablehnung ja auch täglich ertragen!«

### Wende am Ende – Von der Klage zur Frage

**Patient:** »Es gibt gegen alle Krankheiten ein Mittel – ich finde auch noch eines gegen dich!«

**Symptom:** »Wieso nennst du mich ›Krankheit‹? Nur weil du mich nicht magst und ich dir wehtue?«

**Patient:** »Okay, wenn du schon da bist: Warum bist du so hartnäckig und gibst nie nach?«

**Symptom:** »Weil ich zu dir und du zu mir und wir beide zusammengehören – und wohl noch etwas zu erledigen haben. Ich bin dein Körper, mit dem du lebst. Wenn du gegen mich anrennst, renne ich gegen dich an!«

**Patient:** »Und wenn ich dich um etwas bitte? Zum Beispiel darum zu verschwinden!«

**Symptom:** »Das wäre so, wie wenn du das zu deiner Nase sagen würdest. Ich kann nicht von dir gehen, wie Du nicht von mir!«

**Patient:** »Dann sag du mir, was ich tun kann. Was willst du von mir? Was brauchst du von mir? Was rätst du mir?«

**Symptom:** »Das ist eine Frage, die du mir noch nie gestellt hast. Das gefällt mir – das tut gut!«

## Warum ist so ein Dialog hilfreich?

Sie werden als Leser vielleicht gemerkt haben oder noch besser bei Ihren eigenen Symptomzwiegesprächen dahinterkommen, dass die Beziehung der Psyche zu ihrem Symptom immer auch die Widerspiegelung der Beziehung zu anderen Menschen bzw. von diesen zu Ihnen ist. Die Psyche-Soma-Beziehung »spiegelt« die zwischen Psyche und sozialer Umwelt – oder in unserem Dreiweltenmodell: Die Beziehung zwischen Welt 1 (Körper) und Welt 2 (Psyche) spiegelt ein Beziehungsmuster, das die Psyche zu anderen im sozialen Zusammenleben hat (Welt 3). Wir können Patienten nach einem solchen Symptomgespräch deshalb gelegentlich auch weiterfragen: Wem gegenüber hast du dich so gefühlt? Wer hat sich so zu dir verhalten?

Naturgemäß ist die Beziehung zwischen Psyche und Körper (Soma) zu Beginn eines solchen Zwiegesprächs von einem Zwist beider Seiten geprägt. Auf Seiten der Psyche ist es oft ein hin und her zwischen Anklage, abwehrender Verleugnung des Symptoms oder unterwürfigem Betteln und Resignation.

Im Protokoll steht erst am Ende eine wirkliche Frage an das Symptom. Und diese läutet dann eine wichtige Veränderung in der Beziehung zwischen Psyche und Körper ein: von der Klage zur Frage. Wie im »richtigen Leben« ist eine mit Interesse gestellte Frage oft die entscheidende Wende in einem Konflikt. Eine Frage macht das Gegenüber zum Gesprächspartner. Fragende und Antwortende sind auf gleicher Augenhöhe. Die sich daraus entwickelnden Gesprächssequenzen führen – wenn gute, neue Fragen gestellt werden – auch zu neuen Informationen für Patienten und Therapeuten. Und das oft nur, weil man anfängt mit seinem Symptom zu sprechen.

## Wie antworten Symptome?

Dass wir Fragen an uns selbst richten können und auch Antworten erhalten, kennt jeder. Zum Beispiel: »Worauf habe ich jetzt Appetit?« – und plötzlich sieht man »es« vor seinem inneren Auge. Oder: »Was beunruhigt mich denn so?« – und als Antwort fällt einem plötzlich ein, dass man noch ein unangenehmes Telefongespräch zu führen hat. Man darf also getrost auf die Antwort des Körpers warten. In manchen Therapieschulen wird dieses »Hinhören« auf den Körper richtig geübt. Können Sie sich erinnern, einmal ein solches Gespräch mit Ihrem Körper geführt zu haben? Wie hatten Sie es begonnen? Wenn nicht: Wann und wo könnten Sie damit anfangen?

## »Eine neue Frage hat meinem Mann und mir eine ganz neue Sichtweise eröffnet«

**Doris:** »In der Therapie wurde mir und meinem Mann Fabian auf einmal klar, welche Fragen wir uns ständig stellen und welche nie. Fabian fragte mich z. B. oft: ›Wie geht es dir‹ und meinte damit immer nur meinen Kopfschmerz. Wir fragten uns nie: ›Wie fühlst du dich?‹ Was das bedeutet, haben wir erst mit der Zeit verstanden. Fabian und ich hatten darüber geredet, wie es uns körperlich-medizinisch geht. Ich hatte mich auch selbst nicht gefragt, wie ich mich meinem Mann gegenüber eigentlich fühle. Als ich es tat, kam heraus: Ich fühlte mich verzweifelt! Diese Erkenntnis hat mich selbst zwar erschreckt, aber damit war eine neue Tür geöffnet. Umgekehrt war ich nun ja auch gezwungen, Fabian zu fragen, wie er sich fühlt – auch mit mir, meiner Brummeligkeit und meinen ständigen Beschwerden. Diese Fragen nach dem Fühlen (statt nach Symptomen) waren uns neu, aber sehr hilfreich.«

# 2. Schritt: Eine neue Sichtweise einnehmen

Mit dem Blick hinein in das Funktionieren des Körpers und seiner Organe wollten wir der Psyche neues Wissen geben und damit eine neue Sicht auf ihren Körper. Jetzt erweitern wir diesen Blick in den Körper um den auf den Körper in seinem Umfeld: Auf welche Ereignisse in seinem Umfeld reagiert er mit Symptomen? (Das Umfeld in Form von Natur, Klima und materiellen Lebensverhältnissen lassen wir hier bewusst außen vor, denn dieses ist eher für somatische als für psychosomatische Krankheiten wichtig. Wir gehen in diesem Buch deshalb nicht darauf ein. Das heißt keineswegs, dass wir uns der Bedeutung dieser Welt für die Gesundheit aller Lebewesen nicht bewusst sind.) Zurück zum Umfeld des Symptoms beginnen wir mit zwei einfachen Fragen:

1. Was geht dem Symptom typischerweise voraus?
2. Was geschieht nach seinem Auftritt: Wie reagiert das Umfeld auf das Symptom?

Zunächst zur ersten Frage.

## Was geht dem Symptom typischerweise voraus?

Beschäftigen wir uns zunächst mit dem, worauf der Körper reagiert bzw. was seinem Symptom zeitlich vorausgeht. Warum ist diese Frage für den Heilungsprozess überhaupt wichtig? Wenn Sie erkennen, worauf Ihr Körper reagiert, können Sie sich bzw. Ihren Körper davon vielleicht fernhalten. Sie können solche Situationen vielleicht ganz vermeiden oder zumindest so verändern, dass diese keine Symptome mehr auslösen.

## Wann und warum schmerzt Olivers Rücken?

**Oliver:** »Ich arbeite viel und für mein Leben gern. Ich bin Heizungsmonteur und lebe zufrieden alleine. Neben meiner offiziellen Arbeitsstelle bin ich abends und am Wochenende oft noch für Freunde oder meinen Fußballverein aktiv. Danach bin ich dann oft so aufgedreht, dass ich 2–3 Flaschen Bier trinke, um zur Ruhe zu kommen. Ich muss oft in ziemlich einseitigen Körperhaltungen schwere Arbeit verrichten. Da ich sehr ungeduldig bin und es mir sehr schwer fällt, andere um Hilfe zu bitten, verkrampfe ich mich dabei oft. Es ärgert mich, wenn ich aus Kostenspargründen unter Zeitdruck nicht korrekt und sorgfältig arbeiten kann. In der Therapie wurde mir erst bewusst, dass das alles Auslösefaktoren für meine Schmerzen sind. Denn danach hatte ich immer meine Kreuzschmerzen. Früher machte ich mir wenig Gedanken darüber. Ich nahm meine Schmerzmittel ein und arbeitete weiter. Ich hatte keine Muße, in meiner Freizeit Ausgleich für diese Belastungen zu finden. Mein Arzt sagte mir, dass kein schwerwiegender organischer Befund für die Schmerzen vorläge und dass ich mich mit der vielen Arbeit überlaste. Aber es gelang mir nicht, meinen Freunden zu sagen, dass ich nicht mehr so viel für sie tun könne.

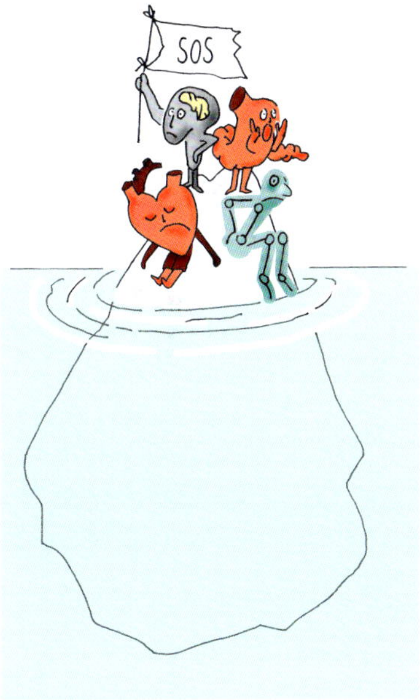


▲ Psychosomatischen Patienten ist in der Regel nicht bewusst, worauf sie mit ihren Symptomen reagieren.

In der Therapie ging ich mit meinem Therapeuten einmal folgende ›Schmerzsituation‹ genauer durch: Ich war an einem Freitagabend mit Freunden zusammen und bekam Kreuzschmerzen. Ich konnte mich kaum vom Tisch erheben und musste mich nach Hause bringen lassen. Ich war verzweifelt, als die Schmerzen auch noch am nächsten Morgen da waren und ich nur mit Mühe aufstehen konnte. Meine Gedanken kreisten nur um den Schmerz. Erst in diesem Gespräch wurde mir bewusst, dass dem an diesem Freitagabend etwas vorausgegangen war, was ich völlig vergessen hatte, nämlich dass bei der Abendrunde mehrfach abfällige Bemerkungen über Handwerker gefallen waren. Über diese hatte ich mich sehr geärgert, aber nichts dazu gesagt.«

## Welche Faktoren kommen bei Oliver zusammen?

Wie bei Oliver ist es typisch, dass mehrere Aspekte zusammenkommen, die wir als dem Symptom vorausgehende Faktoren einordnen können.

- Oliver belastet seine Wirbelsäule rücksichtslos, einseitig und übermäßig häufig.
- Er kann sich nicht abgrenzen und um Unterstützung bitten und überlastet sich regelmäßig.
- Wenn er Ärger verspürt, schluckt er ihn runter.
- Den Kreuzschmerz, der ihn auf diese Probleme hinweist, ignoriert er über lange Zeit.
- Seine Anspannung und Unruhe verstärken den Schmerz.

Psychosomatische Patienten bemerken im Alltag ihres Leidens zwar, dass ihr Körper Beschwerden zeigt, aber nur selten worauf er damit reagiert. Das ist normal und liegt daran, dass wir die Aufmerksamkeit bei Belastungen immer auf das Belastende selbst und nicht auf dessen »Umwelten« richten. Außenstehende können das meistens viel leichter erkennen. Deshalb werden Patienten in der Therapie oft zu einer genaueren Selbstbeobachtung solcher Zusammenhänge angeregt.

## Soziale Belastungen als Auslöser von Symptomen

Vom Körpersymptom aus gesehen gibt es zwei »Umwelten«, auf die der Körper damit reagieren kann. Die eine ist seine Psyche: ein starkes Gefühl (z.B. Angst, Zorn, Ekel, psychischer Schmerz) oder ein »schwerer« Gedanke an etwas Schlimmes oder Schmerzliches. Die andere ist die soziale Umwelt: Lärm und Luftverschmutzung zum einen und soziale Belastungen zum anderen, wenn man z.B. in einer Gruppe »geschnitten« oder zu Unrecht an den Pranger gestellt, heruntergemacht oder übergangen wird. Die Liste von möglichen belastenden Situationen aus der sozialen Welt ist so lang wie das Leben selbst. Das Besondere hier ist, dass der Körper darauf manchmal deutlich reagiert, während die Psyche von diesen sozialen Belastungen scheinbar gar nichts mitbekommt (oder zumindest so tun muss).

In manchen Fällen sind die sich aus einer solchen Analyse von Auslösern ergebenden heilsamen Schritte schwerer umzusetzen. Von anhaltenden Überforderungen am Arbeitsplatz z.B. kann man sich nicht einfach »entkoppeln«.

Info

## Ängste und Traumatisierung: Körpersymptome als Erinnerung

Gelegentlich ist der ihren Körper beobachtenden Psyche zwar bekannt, worauf ihr Körper reagiert, versteht aber nicht, warum er das in dieser Weise tut.

**Ängste.** Das ist vor allem der Fall, wenn jemand gleichzeitig mit den körperlichen Beschwerden auch starke Angstzustände hat. Oft »weiß« die Psyche dann, dass ihr Körper im Kaufhaus, auf hohen Türmen, auf Brücken oder im Kino Herzrasen und Schwindel produziert, kann dies aber mit ihrer »Vernunft« nicht verstehen. Das liegt dann daran, dass der Körper sich an etwas »erinnert«, was die Psyche vergessen hat.

**Traumatisierung.** Psychologen sprechen in solchen Fällen von unbewussten »gelernten Koppelungen«. Nach einem erlebten Autounfall steigt man eine Zeit lang mit Herzklopfen und körperlicher Verspannung in jedes Auto. Wer als Kind fast ertrunken wäre, reagiert körperlich mit Verspannung und psychisch mit Angst beim Anblick tiefen Wassers. So sinnvoll die einzelnen Symptome des Körpers im Rahmen dieser früheren Situationen waren und sind – so störend und krank sind sie aus Sicht der Psyche, die diese Zusammenhänge nicht versteht oder vergessen hat. Der Körper sorgt dann mit seinen Symptomen dafür, dass der Patient Situationen, die die Auslöser sein könnten, vermeidet.

**Vermeiden.** Was die »Heilung« im Sinne des Verschwindens dieser Symptome betrifft, ist dieses Vermeiden aber verhängnisvoll. Es verhindert nämlich, dass Körper und Psyche gemeinsam eine eigentlich notwendige und heilsame korrigierende Erfahrung machen: Dass nämlich heute real keine Gefahr mehr vorliegt, dass man die alte Situation überstanden hat und ähnliche Situationen heute meistern und überleben kann.

**Heilsame Erfahrungen.** Deshalb müssen Patienten, deren körperliche Beschwerden mit solchen situationsbezogenen Ängsten einhergehen, die Situationen, vor denen sie sich so fürchten, in einer Behandlung wieder und wieder aufsuchen, statt sie zu vermeiden. Dann führt eine solche Sicht auf die Auslöser zu neuem Handeln und so zu korrigierenden heilsamen Erfahrungen.

Sie müssen gesellschaftlich oder politisch verändert werden oder man muss kündigen. Liegt der Auslöser in einer Umgebung (privat, beruflich), die wir nicht ändern können, sind wir manchmal gezwungen, diese zu verlassen und Abschied zu nehmen.

## Was geschieht danach?

Was einem Symptom vorausgeht, ist das eine. Was ihm nachfolgt, das andere. Ein Verhalten wird von seinen Konsequenzen ebenso gesteuert wie von seinen Auslösern. Das gilt auch für die Reaktionen des Körpers. Während die Psyche allerdings oft »weiß«, von welchen Konsequenzen sie ihr Verhalten steuern lässt, weiß sie das bei ihrem Körper eher nicht. Ein Beispiel: Die Psyche sagt nicht »Nein« dazu, dass der Chef Überstunden verlangt. Sie weiß, damit erreiche ich, dass er gut über mich denkt und mich bei der nächsten Gehaltserhöhung berücksichtigt. Diese positive Konsequenz steuert ihr »Ja« zu den Überstunden, auch wenn sie sich selbst schon oft gesagt hat: »Du musst auch mal nein sagen!« Auch Körperreaktionen werden von Konsequenzen gesteuert, die ihnen folgen. Nur hat der Körper darüber kein Wissen, und der Psyche bleiben diese Zusammenhänge zwischen Körperreaktion und Konsequenzen oft verborgen. Wenn z. B. körperlicher Schmerz und Schmerzverhalten dazu führen, dass ein Mensch von Pflichten und Lasten befreit wird, fällt etwas Negatives weg. Wenn man dafür auch noch Zuwendung und Trost bekommt, kommt auch noch etwas Positives dazu. Die psychologische Forschung hat gezeigt, dass solche »Steuerungen durch Konsequenzen« auch bei Körperreaktionen funktionieren, die die Psyche nicht bewusst steuern kann (sogenannte »unwillkürliche Reaktionen«), z. B. Muskelspannungen oder Säureproduktion.

Kombiniert man alle diese Erkenntnisse, kommt man zu folgendem Ergebnis: Körperliche Symptome können auch deshalb auftreten, weil das Soma dadurch etwas für sich oder die Psyche erreicht, was es ohne Symptom nicht gäbe. Das funktioniert, ohne dass die Psyche das mitbekommt. Manchmal erreicht das Soma sogar etwas Positives für die Psyche, von der diese gar nicht bemerkt hat, dass es gut für sie ist. Oder sie »darf« es nicht wissen, weil ihr das peinlich wäre. Nicht jeder Psyche gefällt z. B. der Gedanke, sie brauche Trost, Entlastung oder Aufmerksamkeit. Dann holt das Soma das eben für die Psyche und diese wäscht sich die Hände in Unschuld (und beklagt sich vielleicht auch noch über das Körpersymptom).

Für Betroffene ist die Erkenntnis, dass die verhassten Symptome auf verdeckte Weise positive Konsequenzen einbringen können, daher manchmal befremdlich oder peinlich. Sie kennen ja nur deren negative Seiten und haben sich auf diese konzentriert.

## »Entlastung gibt es nur, wenn man leidet«

**Oliver:** »Ich habe schon von meinem schrecklichen Schmerzwochenende erzählt und geschildert, was dem vorausging (siehe S. 153). In der Therapie ging es auch darum, was den Schmerzen folgte: An dem Wochenende sagte ich alle Termine ab. Alleine in meiner Wohnung konnte ich mich nicht ablenken. Ich nahm Schmerzmittel, die aber kaum Besserung brachten, und trank Bier. Ich fühlte mich hundeelend und rief meinen Bruder an. Der kam und kümmerte sich um mich. Ich hatte große Angst vor meiner Zukunft.

Mein Bruder beruhigte mich. Seine Anwesenheit tat mir gut. Ich war auch froh, die Termine abgesagt zu haben. Erst im Nachhinein wird mir klar, dass ich alle Absagen mit meinen Schmerzen begründet hatte. Ohne Schmerzen hätte ich meinen Bruder nicht angerufen, das schöne lange Gespräch mit ihm nicht gehabt und hätte stattdessen für andere geschuftet. Mir wird klar, dass ich das in meiner Familie gelernt hatte: Entlastung gibt es nicht, wenn man noch fit ist oder nur weil man es will. Das gibt es nur, wenn man es sich mühevoll verdient hat oder wenn man leidet. Nach diesen Regeln hatte auch mein Vater gelebt! Eigentlich habe ich alle diese Erkenntnisse meinen Schmerzen zu verdanken. In der Therapie entwickelte ich den Mut, bei meinem Arbeitgeber vorzusprechen und mit ihm über andere Arbeitskonditionen zu verhandeln. Die Schwerstarbeit hatte ich ja lange genug gemacht. Nun verlangte ich, dass das für mich vorbei sei. Das ist nur ein Beispiel, wozu ich Nein sagen lernte. Nun kann ich mich tatsächlich mehr meinen Beziehungen widmen, statt immer nur zu arbeiten.

## Welche Vorteile bringen Olivers Rückenschmerzen?

Olivers Schilderung zeigt, welche ihm (bisher) nicht bewussten Vorteile er seinen Schmerzen zu verdanken hat:

- Er kann »Nein sagen«, weil er Kreuzschmerzen hat.
- Er ist abgelenkt von anderen Sorgen.
- Er hat einen Grund für seine Unzufriedenheit und eine Rechtfertigung für seinen Alkoholkonsum.
- Im positiven Sinne zwingen ihn seine Schmerzen am Ende zu Veränderungen in seinem Lebensstil und zu einer größeren Lebenszufriedenheit, die er ohne Schmerzen vielleicht nie eingeleitet hätte.

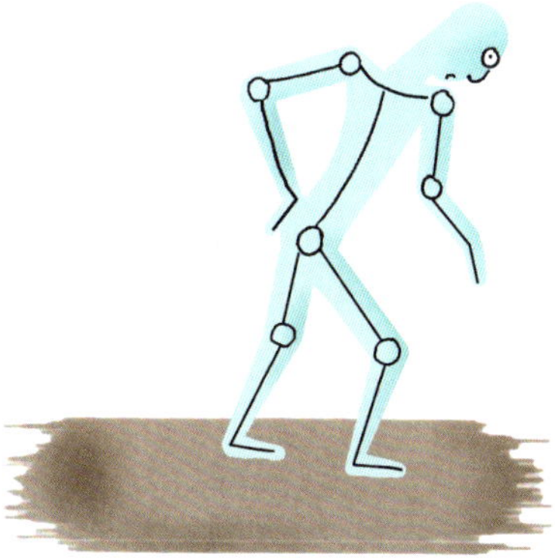

# Psyche und Körper in der sozialen Welt

Wir schauen uns jetzt das Paar »Psyche und Körper« in der sozialen Welt an, in der diese beiden leben. Hier geht uns weniger um die zeitlichen Zusammenhänge »vorher – nachher«, sondern um Rollen und Spielregeln in Systemen rund um das Thema »krank – gesund«. Dazu bedarf es eines weiten Blickwinkels und einiger Kenntnisse vom Funktionieren sozialer Systeme, also von der »Welt 3« in unserem Dreiweltenmodell.

Ein Hase sitzt auf einer Wiese,
des Glaubens, niemand sähe diese.
Doch im Besitze eines Zeißes,
betrachtet voll gehaltnen Fleißes
vom vis-a-vis gelegnen Berg
ein Mensch den kleinen Löffelzwerg.
Ihn aber blickt hinwiederum
ein Gott von fern an, mild und stumm.
(Christian Morgenstern: Vice versa)

Wie in dem kleinen Gedicht der Hase nur das Feld, der Mensch Hase und Feld und Gott schließlich den Menschen, den Hasen und das Feld sieht, so wollen wir jetzt Psyche und Körper als Mitglieder der sozialen Welt von Partnerschaft und Familie sehen. Oft verstehen wir als Therapeuten erst dann, warum ein Patient trotz vieler Therapieversuche seine Beschwerden weiter hat, wenn wir ihn und sein Symptom als Teil seiner Partnerschaft oder seiner Familie kennenlernen. Dass damit keine Schuldfrage gestellt und Partner oder Familienangehörige ins schlechte Licht gerückt werden sollen, wird (hoffentlich) deutlich werden.

Info

### Die systemische Sichtweise

Wir nutzen dabei vor allem Erfahrung und Wissen, das die Schule der Paar- und Familientherapeuten gesammelt und in ihren sogenannten »Systemtheorien« dargelegt hat. Diese sieht das Leiden, das ein Systemmitglied »befallen« hat, von Anfang an als Element eines Paar- oder Familiensystems an. Aus dieser Sicht kommt man rasch zu Ideen, welche Rolle ein Symptom in einem solchen System haben könnte oder auf welche Weise ein System sich seine »Kranken« auch selbst erschafft. Oder man kommt zu Ideen, warum es in einem System noch eine Weile einen »Kranken« braucht. Das schließt die Verantwortung der einzelnen Systemmitglieder für ihr Tun und Lassen nicht aus, nimmt aber doch eine ganz andere Sicht ein – eben die der Mitgliedschaft von Psyche und Körper in der Gemeinschaft. Ein derartiger Perspektivenwechsel in der Betrachtungsweise ist für Patienten und auch für etliche Experten manchmal sofort einsichtig und manchmal schwer verdaulich. Letzteres dann, wenn sie sich daran gewöhnt haben, ausschließlich in der Kategorie von »Krankheiten« zu denken, die kuriert werden sollen.

## Doris' Kopfschmerz als »Familienmitglied«

Sehen wir uns dazu noch einmal das Paar Doris und ihren Partner Fabian an, dem wir schon im Kapitel »Neue Fragen stellen« begegnet sind. Doris und Fabian sind ein »modernes Paar«, sie leben seit vielen Jahren zusammen, sind aber nicht verheiratet. Beide sind freiheitsliebend und haben sich geschworen, sich gegenseitig die Freiheit zu lassen und sich nicht einzuengen, wie sie es bei ihren Eltern gesehen hatten. So etwas wie Eifersucht oder Verlust an Selbstständigkeit sollten gar nicht erst aufkommen. Doris hat immer wieder Migräneattacken. Nun will Fabian am Wochenende an einer Fortbildung teilnehmen. Sie ist damit einverstanden. In der Nacht von Freitag auf Samstag bekommt sie Migräne. Da die Schmerzen stärker werden, bleibt er von sich aus am Wochenende zu Hause. Er tut dies gern für sie. Sie bedauert das für ihn, freut sich aber auch.

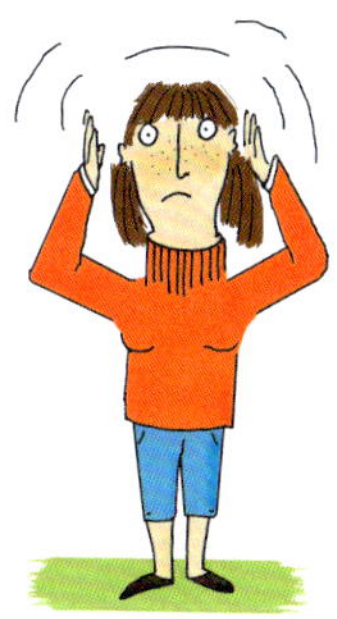

Was wir außerdem von den Spielregeln ihres Zusammenlebens wissen: Diese sehen nicht vor, dass man viel über Gefühle zueinander spricht; darin bleiben sie den Spielregeln ihrer Herkunftsfamilien ähnlich. Zärtlichkeiten zeigen sie eher nebenbei oder nur im Rahmen ihres Sexuallebens. Negative Gefühle werden laut ihrem Reglement nicht angesprochen, um Konflikte und Auseinandersetzungen zu vermeiden und vor allem, um den Partner nicht unnötig einzuengen. Doris wird dann eher brummelig und spröde, Fabian still und nachgiebig. Am Anfang ihrer Partnerschaft hatten sie einmal eine Krise, als er vorübergehend eine Beziehung mit einer Kollegin einging. Sie bemerkte es, er beendete darauf diese Beziehung. Beide haben nie wieder darüber gesprochen.

## Fabian hat Schuldgefühle, Doris hat Angst

Fabian – genauer: die Psyche von Fabian – macht sich immer noch Schuldgefühle deswegen, und Doris hat Angst, so etwas könnte wieder geschehen. Diese Gefühle werden im Rahmen ihrer Übereinkunft über Dinge, die den anderen belasten könnten, zu schweigen, nicht ausgesprochen. Doris' Kopfschmerzen bringen hier für beide eine gute Lösung: Sie ist ihre Angst los, er könnte am Wochenende auf einem Lehrgang Interesse an einer anderen Frau finden. Er findet eine Gelegenheit, ihr seine Liebe zu zeigen, indem er zu Hause bleibt, um so etwas von seiner »Fremdgeh-Schuld« abzubauen. Seine Psyche ist an einer anderen, ziemlich verborgenen Stelle aber auch wütend: Wann hat sie denn zu Ende »gebüßt«? Und ihre Schmerzen nehmen ihm sein Wochenende weg. So stellen die Kopfschmerzen einerseits eine Einheit zwischen beiden her, die sie sonst bedroht sähen; andererseits können sie aber weder die Psyche von Doris von ihrer Angst noch die von Fabian von seinen Schuldgefühlen und seiner Wut befreien.

Fabian ist auf die Schmerzen und nicht auf Doris wütend. Für sie bleibt er gerne zu Hause. Doris ist ihre Angst los. Sie muss dazu Fabian um nichts bitten und gar nichts fordern. Das Ganze hat – auf Dauer – nur einen Preis: Die Kopfschmerzen sind zum Familienmitglied geworden. In einer ähnlichen Situation, wo sich in der Psyche von Doris und in der von Fabian wieder ähnliches abspielt, werden sie wieder »gebraucht«.

## (Unausgesprochene) Regeln für das Zusammenleben

Die Regel dieses Paares lautet also: »Negative Gefühle bedrohen unsere Partnerschaft – Harmonie sichert sie.« Alle Paare und Familien entwickeln und brauchen für ihre soziale Welt Regeln für das tägliche Zusammenleben. Sie sind teils bewusst und teils unbewusst. Die meisten entstehen im System »von selbst«. Sie geben vor, was man nicht tun und zum Teil auch, was man tun soll. Und sie geben auch vor, was mit dem geschieht, der sich nicht an die Regel hält (das sind dann »Regel-Sicherungs-Regeln«). Damit schaffen sie vor allem Sicherheit. Ohne sie wäre die Psyche der Einzelmitglieder ständig verunsichert darüber, was man darf und was nicht. Das System müsste dann ständig neu verhandeln, was zu tun und zu lassen ist.

Ihren Nutzen erfahren wir, wenn wir sie nicht kennen: z.B. als Neuling in einem gesellschaftlichen Kreis, dessen Spielregeln wir noch nicht kennen! In solchen Situationen versuchen wir meistens, durch Beobachtung herauszubekommen, wie »man« sich hier verhält – also die Regel bzw. das Regelhafte zu entdecken.

## Typische einengende Familienregeln

Nun gibt es Regeln, die eher helfen, und Regeln, die einengen – entweder weil sie sich überlebt haben oder weil sie zwar in einer Situation helfen, in einer anderen aber eher behindern. Wir nennen hier solche, die nach unserer Erfahrung und denen von Familientherapeuten in sogenannten »psychosomatischen Familien« häufiger vorkommen. (Man kann aber niemals von einer psychosomatischen Krankheit auf bestimmte Familienregeln schließen – das wäre unwissenschaftlich.) Problematisch sind Regeln nie »an sich«. Sie haben oder hatten alle ihren Sinn in der Entstehungsgeschichte eines Systems. Problematisch werden sie, wenn sie das Zusammenleben oder die Entfaltungsmöglichkeiten eines Paares, einer Familie oder einzelner Mitglieder zu sehr hemmen. Das kann die Entfaltung der Psyche eines bestimmten Mitglieds im System betreffen oder die aller Psychen oder die Entwicklung des Paares oder der Familie als Ganzes.

Ob eine Regel für eine bestimmte Familie oder ein bestimmtes Paar Gültigkeit hat, erkennt man weniger daran, was die Familie oder das Paar dazu sagt, sondern ob sie sich danach verhält.

## »Vermeide Konflikte!« – sie bedrohen das System

Wenn ein Konflikt in der Vergangenheit einmal schlimme Auswirkungen hatte, besteht Angst davor, das könnte sich wiederholen. Die Regel heißt dann: Verhalte dich so, dass du keinen Konflikt heraufbeschwörst! Oder: Beende Auseinandersetzungen immer im Einverständnis und im Frieden. Wenn Streit aufkommt, wird davon abgelenkt, getröstet oder der Streitinhalt zerredet und vernebelt. Unzufriedenheit wird schnell »befriedet«. Wenn zwei miteinander in Konflikt geraten, mischt sich ein Dritter schlichtend ein. Innerlich spüren einzelne Mitglieder oft, dass der Friede nicht »echt« ist, dass etwas nicht an- oder ausgesprochen wird. Ein verkrampftes Klima oder auch Langeweile, weil nichts »Brisantes« besprochen werden darf, kann sich ausbreiten.

Eine »Erkrankung« bei einem Mitglied kann hier helfen, diese Regel aufrechtzuerhalten. Wenn zwischen Zweien Streit aufkommt, kann ein Dritter Magenschmerzen bekommen. Dann kümmern sich alle darum und der Streit ist überstanden. Oder das Symptom kann helfen »wegen des Schmerzes« einmal auf Zeit dem Harmoniezwang zu entkommen. Denn dann waren die Schmerzen schuld, dass man »aus der Rolle fiel« und zornig redete. »Laute Beschwerden« können aber auch »Leben« in die sich in der (Pseudo-)Harmonie ausbreitende Langeweile bringen. Ein sonst angepasster, stiller und sich »gefühllos« zeigender Mann reagiert vielleicht sehr gefühlsbetont auf die Angst oder den Schmerz seiner Frau – sei es mit Fürsorge oder mit Zorn. Die emotionale Lebendigkeit der Familie wird dann an das Thema »Krankheit« gebunden und steht den Mitgliedern bei anderen Themen nicht zur Verfügung – nicht im Streit und nicht in der Liebe zueinander.

## »Die Fürsorge-Pflicht: Jeder ist für jeden da«

Wird diese Regel unbewusst zum Gesetz, sind alle Mitglieder ausgesprochen hellhörig und umsichtig für das Leid der anderen. Dies beschränkt sich nicht nur auf den »Kranken«. Alle haben ein feines Gefühl dafür, wenn es jemandem schlecht geht; man hegt und pflegt die anderen, ohne zu fragen, ob sie das überhaupt wollen. Und die dürfen so viel »Liebe« auf keinen Fall ablehnen.

Symptome können hier viele Dienste erweisen: Zum einen liefern sie Fürsorgegründe; Kranke können immer Fürsorge gebrauchen. Die Kehrseite der Fürsorglichkeitsregeln ist, dass alle eine hohe Bereitschaft für Schuldgefühle haben. Der »Kranke«, weil er glaubt, anderen zur Last zu fallen. Am Ende fühlt er sich sogar doppelt schuldig. Einmal dafür, dass er seine Beschwerden überhaupt hat und einmal dafür, dass andere dadurch Probleme haben. Er erlebt sich als Versager, weil es ihm nicht »gelingt«, gesund zu sein.

Aber auch die »Helfer« fühlen sich schuldig. Auf die Dauer bekommen sie naturgemäß nämlich auch andere, verbotene Gefühle gegenüber dem »Kranken«: Neid, weil er immer im Mittelpunkt steht; Wut, weil er sich nicht helfen lässt; Verachtung und Enttäuschung, weil er in seinem Kranksein nicht mehr der »Kräftige« von früher ist. Gegenüber einem Kranken darf man in einer »Fürsorge-Familie« solche Gefühle aber nicht zeigen, ohne die Regeln zu brechen.

### »Lassen wir's beim Alten«: Veränderungen sind bedrohlich

Familien oder Paare tun sich schwer, Veränderungen zuzulassen, wenn solche früher einmal schlimme Folgen im System hatten. Oder wenn es zu vielen belastenden Veränderungen ausgesetzt war und keine Kraft mehr für weitere hat, zum Beispiel für Konflikte rund um die Pubertät eines Kindes.

Ein charakteristisches Gefühl in solchen veränderungsscheuen Systemen ist Angst. Wenn die Eltern in ihrer eigenen Familie (oder deren Großeltern) die Erfahrung gemacht haben, dass wirklich etwas Schlimmes passiert ist, prophezeit ihnen diese Angst: »Das wird nicht gut enden!« Vielleicht hat sich einmal jemand das Leben genommen, ist an einer Krankheit plötzlich verstorben oder die Entscheidung für eine größere Veränderung (z.B. für eine Trennung) hatte schlimme Folgen. So kann die pubertierende Tochter, die sich von der Familie weg bewegen will oder im Namen ihrer eigenen Entwicklung sogar muss, insgeheim befürchten, ihre Mutter würde schwer krank werden (und am Ende daran sterben), wenn sie solchen eigenen Bedürfnissen nachgeht. Der Ehemann mag glauben, seine Frau geriete in tiefstes Unglück, würde er sein Interesse an einem Umzug der Familie in eine andere Stadt nachhaltig vertreten. Von bisherigen Gepflogenheiten abweichende Wünsche oder Gefühle dürfen in einem solchen veränderungswidrigen Klima gar nicht zugelassen, geschweige denn offen ausgesprochen und danach gehandelt werden.

Hier kann das Symptom eines »kranken Systemmitglieds« Ausdruck einer emotionalen Erstarrung sein. Und es kann ganz natürlich anstehende Veränderungen stoppen. Vielleicht bekommt Mutter immer genau dann ihre Kopfschmerzen, wenn das Thema der sich ganz natürlich entwickelnden und manchmal heftigen Rivalität zwischen Vater und Sohn »in der Luft liegt«. Unbewusst trägt der »Kranke« mit seinem Symptom so dazu bei, dass alles beim Alten bleibt. Auch wenn das dann schlimm ist: Man weiß ja nie, ob es nachher nicht noch schlimmer wird. Man erkennt dann in solchen Zeiten nicht, dass es umgekehrt ist. Erst wenn die anstehenden Veränderungen zugelassen werden, darf das Symptom gehen und es wird mit der Zeit und etwas Geduld miteinander besser.

### Regeln zu Nähe und Distanz

Bei diesen Regelungen geht es um das Verhältnis von »Wir« und »Ich«. Das Zusammenleben in der sozialen Welt gestaltet sich leichter, wenn es ein gutes Quantum Verbundenheit und Nähe, also »Wir« gibt und ein ebenso gutes Quantum Abstand und Distanz, also »Ich«; sonst »erstickt« man am »Wir« oder fühlt sich einsam als isoliertes »Ich«.

Manche Systeme betonen das eine (»Wir machen alles zusammen und denken gleich.«), manche das andere (»Jeder ist für sich selbst da und keiner redet dem anderen rein.«). Besser ist natürlich eine Ausgewogenheit beider Richtungen.

**Komm mir nicht zu nahe.** Emotionale »Nähe« kann Angst machen; sie zu wollen oder zu erfahren, kann mit Scham verbunden sein. Das schließt nicht aus, dass gleichzeitig ein großes Bedürfnis nach körperlicher oder psychischer Intimität, Nähe und Geborgenheit besteht, das erfüllt werden will. Körperliche Beschwerden können hier gute Dienste leisten: Pflegen, bei Schmerzen massieren, Kranke versorgen heißt auch, in engen Kontakt zueinander kommen. Diese Art der Nähe kann dann ohne Angst und Scham gelebt werden. Der Kranke fühlt sich vielleicht wohl, wenn er in der Fürsorge des anderen Nähe spürt. Und der Gesunde fühlt sich in seiner fürsorgenden Zuwendung dem Kranken nahe. Das sind allerdings halbierte oder durch Krankheit »erzwungene« Intimitäten.

**Gemeinsamkeit ist gut – Abstand ist schlecht.** Das ist das andere Extrem. Man verbringt dann viel Zeit miteinander, teilt sich viel und möglichst alles mit, auch Intimeres, hat möglichst keine Geheimnisse voreinander und berührt, umarmt und »kuschelt« viel. Es gibt Stunden und Zeiten, wo das guttut. Das kann einem aber auch zu viel werden bis hin zum Gefühl der Psyche, dass sie sich im Schmelz des »Wir« aufzulösen droht. Da die Psyche ihren Wunsch nach Distanz und Abstand dann aber nicht äußern darf, ohne die »Wir-Regel« der sozialen Welt zu verletzen, kann ihr der Körper mit einem Symptom zur Seite springen: Symptome können auch für Distanz sorgen. Man geht nicht mit zum gemeinsamen Feiern, weil dem Körper übel ist oder muss wegen der Behandlung des »chronischen Schmerzes« gleich ganz für einige Wochen in die Klinik (d. h. endlich einmal weg vom »Wir«).

Tipp

### Mögliche Missverständnisse in Bezug auf diese Regeln

Wir wollen hier zwei Missverständnissen vorbeugen, die oft entstehen, wenn man solche Familienregeln benennt. Erstens darf man in solchen Regeln nicht einseitig die Ursache von Beschwerden sehen. Erst im Zusammenwirken mit anderen Faktoren können sie zu deren Entwicklung beitragen. Deshalb kann zweitens in der Befolgung solcher Regeln auch keine »Schuld« an der eigenen oder an der Erkrankung anderer liegen. Oft aber ist die Veränderung solcher Regeln ein »Königsweg« dazu, in der »Welt des Sozialen« die Veränderungen vorzunehmen, die dann zu Änderungen in der Psyche einiger Systemmitglieder führen, was dann wiederum solche im Körper zur Folge hat. Der Körper wird dann buchstäblich davon befreit, sozialen Regeln zu dienen. Ob sich dabei ganze Familienmitglieder das Recht herausnehmen, gegen einzelne Regeln zu verstoßen oder ob das ganze System sich zu einer Veränderung einer Regel entschließt, ist von Fall zu Fall verschieden.

## Kranken- und Gesundenrolle

Das Kranksein ist eine Erfahrung, die nur die Psyche selbst mit ihrem Körper machen kann. Sie kann das »Kranksein« nur erkennen, wenn sie auch das »Gesundsein« kennt – und umgekehrt. Beim Kranksein stellt die Psyche am Körper dann z. B. fest: Schmerzen, Schlappheit, Hitze, Übelkeit, Schwindel usw. An diesem inneren Kranksein eines Systemmitglieds können andere

ÜBUNG

## Die Familienrunde

Wir schlagen an dieser Stelle eine Übung für alle vor: die Familienrunde. In der Übung geht es darum, sich zuerst rund um das psychosomatische Symptom der alten Gewohnheiten und der Reaktionen aufeinander bewusst zu werden, um dann zu bewussteren Entscheidungen zu gelangen, was man beibehalten und was man ändern will.

Die Familie setzt sich zusammen und nimmt sich etwas Zeit. Dann einigt man sich auf eine typische Situation, in der der »Kranke« (X) seine Beschwerden hat bzw. andere das mitbekommen. Jeder vergegenwärtigt sich diese Situation und was nach seiner Erinnerung dabei abgelaufen ist: Wo er sich befand, auf welche Weise man als X seine Beschwerden bemerkte bzw. als Angehöriger das mitbekam. Was war zuvor geschehen? Wie hat man selbst oder andere dann gehandelt? Dann beantworten alle der Reihe nach folgende Fragen – zuerst jeder für sich selbst und anschließend vor den anderen:

1. Mit welchem Gefühl reagierte ich auf die Beschwerden von X? (X: Mit welchem Gefühl reagierte ich auf meine Beschwerden?)
2. Was glaube ich, erwartete X in diesem Moment von mir? (X: Was erwarteten die anderen von mir?)
3. Was erwarte ich von X in solchen Situationen? (X: Was erwarte ich von den anderen?)
4. Was glaube ich, soll ich als Teil dieser Familie in solchen Momenten nicht denken, nicht fühlen und nicht tun?
5. Gibt es etwas, was ich gerne tun würde, mich aber nicht traue?
6. Was würden die anderen denken oder tun, wenn ich das (doch) einmal wagen würde?

Wenn das alles ausgesprochen ist, kann man eine zweite Runde anhängen: Was ist jetzt neu? Was wusste man nicht von sich oder voneinander? Was könnte man in einer ähnlichen Situation das nächste Mal anders machen: Was neu denken oder tun? Was mal unterlassen bzw. womit einfach aufhören?

Personen nicht direkt teilnehmen. Sie erhalten in der sozialen Welt aber über bestimmte Kanäle Informationen darüber, dass, wie und wie sehr eines ihrer Mitglieder in seinem Körper krank ist. Und dafür hat jedes System Regeln. Dem »Kranken« wird ab sofort eine Sonderrolle zugesprochen, die dieser einfordern oder auch ablehnen kann. Die »Gesunden« schrauben ihre Erwartungen an den »Kranken« zurück, entlasten ihn, nehmen Rücksicht und zeigen Formen der Zuwendung, die man einem »funktionierenden Gesunden« nicht gibt. Ob der Kranke diese Sonderrolle angenehm oder unangenehm findet, ob Gesunde ihm diese gern oder ungern geben, hängt allein von der Psyche der Beteiligten und ihren diesbezüglichen Erfahrungen ab.

Die Psyche des Kranken kann sich dabei schuldig und als Belastung für andere fühlen. Manche Psyche erlaubt sich auch selbst in der Krankenrolle Dinge, die sie sich sonst verbietet, sich zum Beispiel einmal zu schonen oder Fehler zu machen, ohne den sonst geltenden Perfektionsanspruch. Der »Kranke« kann sich in anderen Fällen auch dagegen wehren, dass ihm diese Rolle zugeschrieben wird. Das alles entscheidet die Psyche des Einzelnen. Über Rechte und Pflichten rund um die Krankenrolle selbst kann sie weniger entscheiden. Das legt die soziale Welt fest.

## Die »Tücken« der Krankenrolle

Bei akuten Krankheiten bestehen Krankenrollen nur auf Zeit. Anfang und Ende werden oft durch einen Experten bestimmt. Der Arzt »schreibt krank« und dann wieder »gesund«. Wird jemand chronisch krank, hält diese Rolle an, manchmal ein Leben lang. Das gilt dann für beide Seiten: Die Kranken bleiben krank und die Gesunden ihnen gegenüber in der Rolle der gesunden Krankenbetreuer. Es kann sein, dass die Krankheit ausgeheilt ist, aber die Krankenrolle fortbesteht. Verhängnisvoll ist es, wenn die andauernde Krankenrolle am Ende selbst krank macht. Man fühlt sich dann so, wie es die Rolle vorgibt: krank! Problematisch wird es auch, wenn die Konturen unklar werden: Besteht die Krankheit noch oder noch ein bisschen oder gar nicht mehr? Oder es ist unklar geworden: Welche Schwächen, welches Leid gehören zur Krankheit und welche nicht? Bei organischen Krankheiten sind die Konturen meistens klarer, auch das Ende der Krankenzeit.

## Probleme, die aus der Krankenrolle erwachsen können

Bei psychosomatischen Erkrankungen werden diese für alle Seiten unscharf – für die Kranken, für die Partner, für Eltern, für Kinder, für Kollegen. Mit diesen Unschärfen umzugehen, wird dann ein eigenes Problem, das das Zusammenleben mehr belasten kann als die ursprüngliche Krankheit selbst. Gehört es beispielsweise zur Krankheit, wenn der Kranke alltäglichen »Pflichten« nicht nachkommt wie Überweisungen tätigen, den Urlaub organisieren, im Haushalt mitarbeiten, den Streit der Kinder schlichten? Ist das Einschlafen der Sexualität Teil der Krankheit oder hat das andere Gründe? Sind Rücksicht und Schonung gegenüber dem Kranken noch gute Fürsorge oder Ausdruck starr gewordener und am Ende selbst krankmachender Rollen? Ist der Kranke passiv, weil er krank ist oder krank, weil er passiv ist? Oder will er einfach nicht? Hat er sich in seiner Krankenrolle eingenistet?

Haben sich solche Rollen einmal etabliert, können ihnen Verhaltensweisen zugeschrieben und mit der Krankheit erklärt werden, die damit eigentlich gar nichts zu tun haben. Man kann das selbst testen: Verhalten Sie sich einmal eine Woche als »Kranker« und lassen sich von anderen so behandeln. Sie werden sich dann ziemlich sicher auch krank fühlen. Was man einem Gesunden an Kritik oder Erwartung zutrauen würde, wird dann vor ihnen als Krankem zurückgehalten aus Angst, den Krankheitsprozess sonst zu fördern. Solche Fixierungen finden auch in der »Gesundenrolle« statt: Bettina hat sich vielleicht angewöhnt, vor Martin alles das von sich selbst zurück- oder geheimzuhalten, von dem sie denkt, das könnte ihn belasten. Am Ende weiß sie selbst nicht mehr: Macht sie das aus Fürsorge, aus Angst vor Konflikten oder benutzt sie diese Rollenverteilung in ihrer Partnerschaft auch, um selbst nichts verändern zu müssen? Man kann am Ende ja (fast) alles mit der Kranken- und Gesundenrolle begründen.

### Und nun ein Blick auf die »Gesundenrolle«

Eine auf Dauer gestellte Gesundenrolle hat auch erhebliche Vorteile. Man fühlt sich darin als der Stärkere. Manche Unzufriedenheit mit sich selbst oder mit dem »Kranken«, die es sonst auch gäbe, kann man mit dieser Rolle erklären. Vor allem kann man erklären, warum man nichts verändert: Wegen der Krankheit und wegen der Pflichten als Gesunder! Ein extremes Beispiel: Die weitgehende Unzufriedenheit über das Zusammenleben mit einem Partner wird allein mit dessen Krankheit begründet und ebenso, warum man bleibt (»Man verlässt doch keinen Kranken!«). Nur: Man wäre mit dem anderen auch dann unzufrieden, wenn dieser zwar gesund ist, ansonsten aber der Gleiche bliebe. Gesunde, die in ihrer Krankenfürsorge aufgehen, können daraus viel Gewinn ziehen. Oder sie haben ein gut vor sich selbst verborgenes Problem, das offenbar würde, wenn beide Seiten aus ihren Rollen aussteigen würden. Was würden sie mit sich und dem anderen anfangen, wenn der andere sie nicht mehr als Kranker bräuchte? Das kann so weit gehen, dass auf unbewusster Ebene der Kranke mit seiner Krankenrolle dem »Gesunden« einen großen Dienst erweist und ihn von der Notwendigkeit befreit, sich mit seinen eigenen Themen und Problemen zu beschäftigen und dort etwas verändern zu müssen.

**ÜBUNG**

## Fühlen Sie sich in Ihrer Rolle noch wohl?

Das gute an Rollen ist, dass man aus ihnen aussteigen kann. Oder man kann sie mal einnehmen und mal ablegen – also ein Sowohl-als-auch und kein Entweder-oder. Hat sich die Psyche des Kranken an das Kranksein gewöhnt, fühlt, denkt und verhält sie sich so. Viele Fähigkeiten und Fertigkeiten schlummern dann in Psyche und Körper und werden erst »wachgeküsst«, wenn sich die Psyche entscheidet, aus dieser Rolle auszusteigen – oder wenn sie dazu gezwungen wird, weil der andere Partner aus seiner Rolle ausgestiegen ist. Das hat normalerweise eine befreiend wirkende Veränderung im System zur Folge mit vorübergehenden Turbulenzen, wie das bei Systemveränderungen üblich ist. Diese befreiende Komponente hat damit zu tun, dass die einengende Macht wegfällt, die solche Rollenfixierungen in der sozialen Welt über die Psyche der Systemmitglieder hatte. Jede Rolle hat aber die Freiheit (oder manchmal auch: die Qual der Wahl), wann man in sie einsteigen und wann oder in welchem Rahmen man aus ihr aussteigen will.

### Welche »Funktion« könnte Ihre Rolle haben?

Bitte bedenken Sie, dass es für jede Rolle gute Gründe gibt. Einer der wichtigsten dürfte sein, dass diese Rollen der Psyche oder dem Körper auf direkte oder indirekte Weise gute Dienste erweisen: Sie erfüllen menschliche Grundbedürfnisse. Wenn Sie diese Rolle ablegen wollen, ist es wichtig, diese Bedürfnisse zu erkennen und andere Wege zu finden, um sie zu erfüllen. Das sind zum Beispiel:

- **Schutz:** Wer leidet, bedarf des Schutzes! Oft erfährt ein Patient als Kranker den Schutz, den er als Kind nicht erfahren hat. Oder er gesteht sich seine Sehnsucht danach nur in dieser Rolle ein.
- **Trost:** Psyche und Soma erhalten tröstende Zuwendung, wenn der Körper leidet. Und manch Gesunder kann die Wohltat, Trost zu spenden, leichter Kranken als einem Gesunden geben.
- **Nähe:** Rund um körperliches Leid kommen sich Menschen näher: im Gespräch, am Krankenbett, in der Fürsorge.
- **Geborgenheit:** Im Leiden Schutz zu erhalten, vermittelt der Psyche ein Gefühl von Geborgenheit und dem anderen, sie geben zu können.
- **Verständnis:** Viele Menschen erfahren im und durch ihr Leiden bei anderen mehr Verständnis als sonst. Manchmal ist das etwas, was sie sehr vermisst haben.

Wird der Kranke gesund oder verhält sich plötzlich gesund, kann das den bisher Gesunden irritieren und ihn in eine Krise stürzen. Wir sagen deshalb in Therapien manchmal – für Patienten und Angehörige oft unerwartet und irritierend –, dass der Kranke sich in seiner Rolle für einen Verzicht auf Gesundheit entschieden hat und damit dem »Gesunden« einen Dienst erweist. Wir betonen dann oft, dass das ein Beleg dafür ist, dass der »Kranke« die Kraft hat, diese Rolle auf sich zu nehmen. Das ist ein ebenso provozierender wie oft heilsamer Gedanke.

Wir haben bis hierher einen immer breiter werdenden Blickwinkel auf

1. das Symptom und den Körper,
2. auf das Paar Psyche und Körper und
3. auf diese beiden als Pärchen in der sozialen Welt

eingenommen. Wir haben dabei gesehen, dass der »psychosomatisch Kranke« in der sozialen Welt nicht nur ein Problem mit sich hat oder ein Problem für andere sein kann, sondern in seiner Krankenrolle auch etwas für andere tun kann.

# 3. Schritt: Neue Beobachtungen machen

Zu den Kernmerkmalen der Psyche gehört erstens, dass sie im Wachzustand permanent aktiv ist – sie kann nicht aufhören, wahrzunehmen und zu denken. Da sie dabei zweitens nicht alles zugleich beobachten und denken kann, muss sie sich auf das eine konzentrieren und dabei notgedrungen anderes außer Acht lassen. Mit anderen Worten: Der Strahl ihrer Aufmerksamkeit beleuchtet notgedrungen immer nur »etwas« und muss dabei den Rest oder etwas anderes im Dunkeln lassen. Auch wenn normalerweise die Auswahl dessen, was die Psyche beobachtet und was sie außer Acht lässt, ganz automatisch geschieht, kann sie sich bewusst entscheiden, den Strahl ihrer Aufmerksamkeit einmal auf etwas anderes, neues zu richten. Das geschieht oft dann, wenn ihr andere dabei helfen und sagen: »Du guckst ja immer dahin – schau doch mal dorthin!« Die Psyche kann dann z. B. Ihren gestrigen Tag danach durchgehen, was ihr gefallen hat oder auch danach, was ihr missfallen hat. Sie könnte das berühmte Glas Wasser halb voll oder halb leer sehen. Sie könnte ihren Partner, den Körper, danach absuchen, wo er schmerzt, Übelkeit oder sonstige Beschwerden zeigt oder sie könnte – was die Psyche eines »Psychosomatikers« äußerst selten tut – bewusst darauf achten, welche Körperteile gerade nicht weh tun, welche Funktionen gerade ganz normal funktionieren (z. B. die Atmung) oder wo sie sich sogar ausgesprochen »gut« anfühlen: entspannt, warm, stabil.

## Die Aufmerksamkeit auf etwas anderes richten

Auch wenn der Körper durch Schmerzen oder andere Beschwerden die Psyche zu zwingen scheint, ihre Aufmerksamkeit darauf zu richten, kann sie dem – manchmal erst nach etwas Übung – widerstehen und diese gezielt auf etwas ganz anderes richten – z. B. auf die Augenfarbe des Menschen, der ihr gerade gegenübersitzt. Erfolgreiche Psychotherapien von Depressionen und Ängsten bestehen in wesentlichen Punkten darin, genau solche Aufmerksamkeits- oder Beobachtungsverschiebungen entgegen alten Gewohnheiten vorzunehmen. Das kann man auch in Psychosomatiktherapien nutzen.

Denn das, was wir beobachten, prägt zusammen mit dem, was wir dabei notgedrungen nicht beobachten, unser Fühlen, Denken und Handeln. Wer unter einem Problem leidet, richtet seine Aufmerksamkeit normalerweise immer mehr auf dieses Problem: Wie stark ist es? Wann kommt es wieder? usw. Man könnte hier ja auch ganz andere Beobachtungen anstellen. Wann tritt das Symptom/Problem nicht auf? Viele Psychotherapien laufen Gefahr, dass Therapeut und Patient viel zu sehr auf das Problem »starren« als auf Problemausnahmen und Stärken. Jeder Patient kann beobachten, wie sein Symptom ihm das Leben schwer macht. Er kann sich aber auch etwas anderes ansehen. In welcher Situation hat nicht das Symptom ihn, sondern er das Symptom beherrscht und wie hat er das gemacht? Leider sind auch die Symptom- oder Problembeobachtungen nach dem Prinzip des »Wiederholungszwangs« organisiert. Wir sehen meistens das, was wir immer sehen: Das ist der »Schon-wieder-Blick.« Dabei bleibt verborgen, was wir »noch« sehen könnten und was wir über-sehen. Man muss schon mit einem Botaniker unterwegs sein, um zu entdecken, wie viele Pflanzen, Blüten und Rindenformen man noch nie gesehen hat, auch wenn man tausendmal daran vorbeigelaufen ist.

**ÜBUNG**

## Den »Blickwechsel« üben

Schauen Sie einmal bei sich selbst, worauf Sie – wenn es um Ihre Symptome geht – Ihre ganze Aufmerksamkeit gerichtet haben? Worauf haben Sie weniger oder gar nicht geachtet? – Worauf können Sie daher in den nächsten zwei Wochen Ihre Aufmerksamkeit richten, wenn es darum geht, einmal Positives statt Negatives zu entdecken: symptomfreie Zeiten? Ein Abnehmen Ihrer Beschwerden – und seien diese noch so klein? Positive Erfahrungen, die Sie im Umgang mit Ihrem Symptom machen? Fähigkeiten in Ihnen, die Ihnen das psychosomatische Geschehen nicht rauben kann? Dinge, die andere Ihnen gegenüber sagen oder tun und die Ihnen guttun?

Probieren Sie doch mal folgende Fragen aus:

- Welche Schmerzen oder Symptome habe ich gerade nicht?
- Welchem Körperteil geht es gerade gut?
- In welchen Situationen habe ich meine Symptome nicht?
- Wann habe ich das Symptom beherrscht und nicht das Symptom mich?

Diese Fragen können Sie sich jederzeit stellen und beantworten, egal, ob Ihr Symptom gerade vorhanden ist oder nicht.

## Achtsamkeitsmeditation

Die Fähigkeit der Aufmerksamkeitsumlenkung kann man im Rahmen einer sogenannten Achtsamkeitsmeditation lernen. Dies ist eine Methode, bei der man sich innerlich von Sorgen, Grübeln oder Schmerzen distanziert und auf etwas ganz anderes, z.B. auf die Atmung, achtet. So entsteht ein Zustand, in dem es gelingt, Schmerzen oder Grübeln zwar nicht zu leugnen, sie aber von ferne zu betrachten. Man ist dann nicht mehr so von ihnen beherrscht und beeinträchtigt. In den USA und jetzt auch in Deutschland wird diese Methode häufig angeboten. Sie wird für Patienten mit chronischen Schmerzen, psychosomatischen und auch organischen Erkrankungen wie Herzinfarkt mit nachweislich gutem Erfolg angewendet.

## »Ich kann bestimmen, worauf ich achte!«

**Martin:** »Ich hatte Angst, dass mit meinem Herzen etwas nicht stimmt. Von dieser Angst hatte ich meine ganze Aufmerksamkeit steuern lassen. Am Morgen, in der Arbeit, und zu Hause führte ich ständig ein inneres »Screening« durch: Ist rund ums Herz was los oder ist alles o.k.? Und natürlich war dann oft irgendetwas ›nicht o.k.‹. Entscheidend war die Erkenntnis, dass ich es bin, der bestimmt, worauf ich meine Aufmerksamkeit richte und dass ich das nicht meiner Angst überlassen muss. Überlasse ich ihr das, gebe ich ihr Macht und suche in mir und in der Umwelt nur nach Gefahren. Diese schlichte Erkenntnis konnte ich für meine Heilung nutzen. Mein Zustand änderte sich nämlich sofort, wenn ich meine Aufmerksamkeit auf etwas ganz anderes gerichtet hatte. Auf das, was ich gerade in meinem Umfeld sehe – einen Kollegen, eine Blume oder eine Wolke am Himmel. Oder auf das, was gerade gesprochen wird. Was genau wird mir z.B. gerade gesagt? Ich hätte nie geglaubt, dass man Angst dadurch aufbauen oder abbauen kann.«

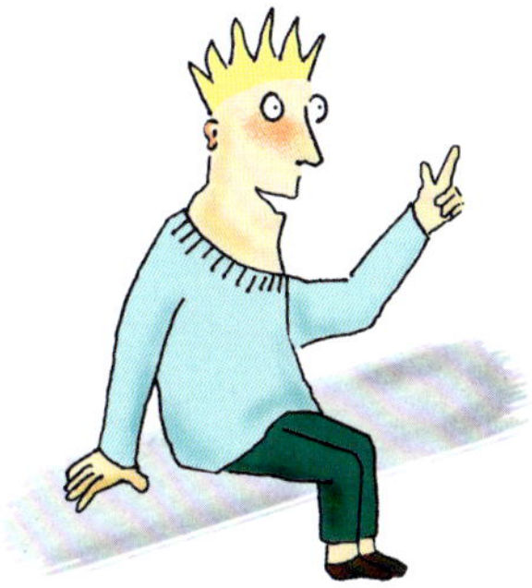

## Angstabbau durch Aufmerksamkeitsverschiebung

Die psychologische Forschung hat gezeigt, dass man Angst dadurch selbst erzeugen kann, dass man sich oder seine Umwelt nur durch eine »Angstbrille« betrachtet. Das gilt für die sogenannten Phobien und auch für die »Hypochondrie« (ängstliche Körperbeobachtung, siehe S. 39). Ein sehr sozialängstlicher Mensch (soziale Phobie) beobachtet sich z. B. in der Öffentlichkeit so: »Stottere ich gerade? Rede ich richtig? Werde ich rot? Verhalte ich mich auffällig?«. Die Umgebung wird dann so beobachtet: »Lachen die gerade über mich? Sieht mich jemand von der Seite an?« Wenn die Situation vorbei ist, wird rückwärts beobachtet: »Habe ich etwas falsches gesagt? Gibt es Hinweise, dass ich mich blamiert habe?« Es gehört dann zu den wichtigsten therapeutischen Schritten, das dieser Patient lernt, seine Aufmerksamkeit und seine Beobachtungen auf etwas anderes zu richten: »Was wird gerade gesprochen? Welche Farbe gibt es in diesem Raum am häufigsten? Wie viele Brillenträger gibt es? Wie viele Menschen sind blond?« Man kann diese Aufmerksamkeitsverschiebung regelrecht trainieren.

# 4. Schritt: Neue Namen – neu bewerten

Es kann heilsam sein, den Dingen andere Namen zu geben und sie damit auch anders bewerten zu können. Bei psychosomatischen Symptomen sind Namen, die auf Krankheiten oder gar Gefahren verweisen, nicht hilfreich. Hilfreich sind hier Worte und Begriffe, die das Gesunde am Körper unterstreichen, auch wenn das, was er da gerade tut, der Psyche nicht gefällt. Zum Beispiel:

- »Energiebereitstellung« statt »Anfall«,
- »Körperwarnsignal« statt »Krankheit«,
- »vorübergehende Missempfindungen« statt »Anfang vom Ende«,
- »meine Krankenrolle« statt »meine Krankheit«,
- »Beziehungsproblem mit meinem Körper« statt »psychisch krank«,
- Beschwerden als »Hinweise« statt als »Störungen«.

**ÜBUNG**

### Neue Namen finden

Wie nannten Sie Ihre Symptome bisher? Wer hat Ihrem Symptom diesen Namen zuerst gegeben? Wie fühlt es sich an, Ihr Symptom so und nicht anders zu nennen? Ist dieser Name hilfreich für Sie oder erzeugt er ein weiteres Problem? Unterstreicht er die Gefährlichkeit oder betont er das Gesunde? Welche anderen Bezeichnungen wären möglich? Lassen Sie Ihrer Fantasie freien Lauf. Vielleicht finden Sie sogar Gefallen an der »Wortklauberei«? Wenn Sie eine oder mehrere Bezeichnungen gefunden haben, die den Blick aufs Positive lenken, probieren Sie in nächster Zeit aus, wie es sich anfühlt, diese neuen Namen zu verwenden.

## Dem Symptom eine neue Bedeutung geben

Zunächst ein kleines Beispiel: Ein Mann verbringt viele Stunden in seinem Hobbyraum. Darüber ärgert sich seine Frau. Sie findet, er ziehe sich ständig zurück, widme sich mehr seinem Hobby als ihr und vernachlässige so die Beziehung. Sie bewertet sein Verhalten negativ; für sie bedeutet das »aus der Beziehung gehen«. Eines Tages entdeckt sie per Zufall, was er dort treibt: Er bastelt mit filigraner Präzision ein reizendes Schmuckkästchen zusammen. Es ist kurz vor Weihnachten. Es ist für sie! Das gleiche Verhalten hat von jetzt an eine positive Bedeutung. Nun bedeutet es, dass er etwas für sie und ihre Beziehung tut. Mit seinem Rückzug ist sie jetzt hundert Prozent einverstanden. So finden viele heilsame Veränderungen nicht »in der Realität« selbst, sondern »in unseren Köpfen« dadurch statt, dass unsere Psyche Dingen eine andere Bedeutung gibt.

### Name, Bedeutung und Bewertung hängen eng zusammen

Wenn somatische Vorgänge für uns bedeuten, dass sie Zeichen einer bedrohlichen körperlichen Krankheit oder psychischen Krankheit sind, werden wir uns ängstigen oder schämen. Wir können dem auch eine ganz andere Bedeutung geben: Als zwar unangenehme, aber erträgliche und zum Leben gehörende »Malaise«: als zwar von der Psyche unangenehm erlebtes, ansonsten aber harmloses und normales Körpergeschehen. Oder sogar als Ausdruck einer dem Körper innewohnenden Kraft und Stärke. Jede Bewertung des Körpers, die die Psyche vornimmt, hat eine ganz spezifische Wirkung auf den Körper und dann auch rückwirkend wieder auf die Psyche selbst. Im einen Fall ist die Bewertung negativ, weil Krankheit bedeutet, dass man in Leistung, Aktivität und Lebensgenuss eingeschränkt ist und das oft mit ungewisser Zukunft. Im anderen Falle ist die Bewertung neutral bis positiv, weil man dem somatischen Vorgang die Bedeutung gibt, dass es sich um eine befristete Malaise handelt oder dass sich alles »im grünen Bereich« befindet oder sogar, dass der Körper gerade wegen des Symptoms erkenntlich gesund und kräftig ist. Diese Bewertung nimmt zum einen die Psyche selbst (und nicht das Soma!) vor. Sie erhält dafür zum anderen immer Bewertungsvorschläge oder gar -vorschriften aus der sozialen Welt: als Kind von den Eltern, später aus den Medien und zuletzt von den Experten (Ärzten usw.). Wichtig ist, dass solche Bedeutungen und Bewertungen nicht irgendwie im Körper selbst »drin stecken«, sondern ihm von Patienten und Experten »zugesprochen« werden. Das einzusehen ist schwer, wenn man glaubt, wir könnten alles objektiv und klar erkennen. Das einzusehen eröffnet aber auch ein großes Tor zur psychosomatischen Heilung.

## »Neubewertung« war für Martin eine heilsame Strategie

**Martin:** »Ich dachte immer, Therapie heißt ändern! – Entweder sollte ich alles ändern oder mein Körper muss sich ändern oder ein anderer werden. So, als müsste man in Körper und Seele ein anderer Mensch werden, weil der bisherige schlecht oder unfähig war! Deshalb hat es mir unendlich gut getan, in der Therapie zu erfahren, dass ich ›in Leib und Seele‹ zuerst einmal o. k. bin. Und dass ich auf diesem o. k. aufbauen kann. Mir wurde klar, dass in meinen Ängsten um mein Herz auch eine Stärke von mir verborgen lag. Die Angst zu sterben hatte ja bedeutet, dass ich ein gutes Verantwortungsgefühl für meine Familie habe! Ich hatte ja Angst, sie alleine zu lassen. Das Herzrasen habe ich als Ausdruck meiner Leistungsfähigkeit verstehen gelernt. So ging es mir mit vielen meiner ›Schwächen‹. Jetzt weiß ich, dass letztlich in jeder Schwäche eine Stärke liegt! Es ist allein eine Frage der Sichtweise und der Bewertung!«

**ÜBUNG**

### Symptome positiv bewerten

Wie kommt man solchen heilsamen neuen Bedeutungen und Bewertungen auf die Spur? Indem man von den alten negativen Bedeutungen und Bewertungen selbst ausgeht! Und diese liegen ja in der Psyche vor. Stellen Sie sich also zunächst die Frage: Was bedeuten mir meine Symptome bisher? Wie habe ich sie bewertet? Wie bewertet meine Psyche meinen Körper, mein Aussehen, meine lästigen Symptome? Als Gefahr? Als Ausdruck einer Schwäche? Das ist Ihr Ausgangspunkt.

Suchen Sie sich dann drei negative Bedeutungen oder Bewertungen heraus, von denen Sie bisher ausgegangen sind: eine über Ihren Körper, wenn er das Symptom zeigt (Beispiel: »krank«), eine über sich als Person, die gerade diese Beschwerde hat (Beispiel: »Schwächling«) und eine, von der Sie wissen oder vermuten, dass andere über Sie so denken (Beispiel: »der Wehleidige«). Finden Sie dann für jede dieser negativen Bewertungen eine positive Alternative: Wie könnte man das anders werten? Was wären neutralere Worte und Bewertungen, die das ganze harmloser machen und normalisieren (Beispiel: »Eine kleine Malaise.« – »Das hat mit mir als Person nichts zu tun.« – »Das ändert nichts an meinem Ansehen.«). Vielleicht finden sie sogar positive Worte und Bewertungen (»Mein Körper gibt mir einen wertvollen Hinweis.« – »Ich bin eine sensible Person.« – »Andere schätzen und mögen mich so.«). Und dann lassen Sie diese Umbewertungen einmal probeweise einen Tag lang auf sich wirken. Vergleichen Sie das dann mit der Wirkung, die vorher die negativen Bewertungen hatten.

# 5. Schritt: Neues Verhalten

Um die bisher im Kopf stattfindenden Veränderungen zu dauerhaften zu machen, müssen sie sich in Verhalten und Handeln zeigen – sich selbst und vor allem der sozialen Welt (Welt 3) gegenüber. Erst wenn das Neue für die Psyche selbst und für die soziale Welt zur neuen Gewohnheit geworden ist, ist der Veränderungsprozess abgeschlossen. Man sieht daran: Veränderungen brauchen Zeit, in der eine neue Sicht immer wieder eingenommen, ein neuer Name oder ein Begriff immer wieder verwendet und eine neue Bewertung wieder und wieder vorgenommen wird. Neues Verhalten »krönt« dann die Veränderung, die im Kopf begonnen hat. Wer über sich eine neue Sicht hat, Neues beobachtet, einer Körperaktivität einen neuen Namen gegeben oder diese positiv bewertet hat und wer nun will, dass dieses »Neue« Bestand hat, der muss das in sein tägliches Verhalten einfließen lassen. Das birgt natürlich Risiken. Zeigt man in der sozialen Welt neues Verhalten, lockt das auch bei anderen neues Verhalten hervor. Wenn Nora ihrer Familie mitteilt: »Ihr fahrt jetzt allein in Urlaub, ich bleibe hier«, dann kann das ganz schön Gegenwind erzeugen. Wer merkt, dass seine Magenschmerzen zunehmen, wenn er »Ärger schluckt« und deshalb zur Förderung seiner Selbstheilung in der Firma plötzlich Überstunden ablehnt oder im privaten Leben sich kritisch äußert, wo er bisher geschwiegen hat, kann dadurch einige Konflikte heraufbeschwören. Wer gehofft hatte, der Partner möge all die nicht geäußerten geheimen Wünsche »von den Augen ablesen« und diese jetzt äußert (»Ich bitte dich darum, dass ...«), kann sich auch eine Abfuhr einholen.

## Welche neuen Erfahrungen hat Martin gemacht?

**Martin:** »Mit der Erkenntnis, wie sehr ich in die Krankenrolle geschlüpft war, begann ein ebenso schwieriger wie am Ende fruchtbarer Prozess, der manchmal ebenso intuitiv ablief wie ich ihn manchmal ganz bewusst gesteuert habe. Ich entdeckte, über wie viel Risikobereitschaft ich verfüge, ohne diese in meiner Krankenrolle genutzt zu haben. Nicht nur bezüglich körperlicher Belastung! Im Betrieb war ich immer der, der bei Konflikten schlichtete, aus Angst vor Streit. Aber je mehr ich diese Angst erkannte und ihren Sinn verstand (z. B. mich vor einem befürchteten Ausschluss ›von meiner Krankenrolle‹ zu schützen), desto klarer wusste ich an manchen Stellen: Jetzt sagst du deine Meinung – egal wie andere das finden! Und jedes Mal, wenn ich das dann trotz Angst auch getan habe, wuchs ich innerlich ein Stück!

Außerdem habe ich mich dafür entschieden, mich körperlich zu belasten. Ich hatte die Experten zwar oft sagen hören, ich sei organisch gesund. Aber geglaubt und gefühlt habe ich das erst, als ich selbst danach handelte. Ich bin wieder in meinen Sportverein eingetreten und habe an Waldläufen teilgenommen! Im Zweifelsfalle ein Risiko einzugehen, wurde mir zu einer äußerst hilfreichen Leitlinie in Angstsituationen.

## Angstbewältigungstraining

Geholfen hat mir dabei ein Angstbewältigungstraining. Hier wurde mir von den Therapeuten erklärt, dass man Angst vor Situationen dadurch abbaut, dass man genau diese Situation wieder und wieder aufsucht. Man bleibt dann so lange in der Situation, bis die Angst von alleine ganz oder wesentlich abnimmt. Statt sich aber wie früher in Angst und Panik hineinzusteigern, lernt man in dieser Zeit, den Körper und die Umwelt ganz realistisch zu beobachten. Wir haben da immer einen ›Körpercheck‹ durchgeführt, bei dem ich auch all die Symptome durchgegangen bin, in denen ich früher immer Krankheitszeichen gesehen hatte. Ich habe dann immer ihre Intensität eingeschätzt und – so verrückt das klingt – einfach abgewartet, bis sie abgeklungen sind. Und das sind sie wirklich! Einen solchen Check mache ich heute noch, wenn die Angst wieder in mir aufsteigt. Heute vertraue ich deshalb mir und meinem Körper: ›Es passiert nichts Schlimmes und was unangenehm ist, lässt auch wieder nach.‹

Die Bereitschaft aufzubringen, das zu tun, wovor ich Angst habe, war auch in meiner Beziehung zu Bettina wichtig. Im Grunde meines Herzens hatte ich Angst davor, sie könne sich, wenn ich gesund bin, von mir zurückziehen oder mich am Ende sogar ganz verlassen. Geholfen hat mir die Entscheidung, genau das alles Bettina einmal ehrlich zu sagen: Dass ich das befürchte. Dass ich das nicht will. Und sogar, dass ich das überleben würde, wenn sie das wollte. Sie müsse nicht als Krankenschwester bei mir bleiben! In solchen Momenten klopfte mir das Herz bis zum Hals und gleichzeitig wuchsen eine lange nicht mehr gekannte Kraft in mir, ein Vertrauen in mich und dann auch eines zwischen mir und Bettina.«

## Entscheiden und Handeln

Viele Handlungen folgen direkt und wie von selbst aus einer neuen Einsicht. Man sieht dann: Alles spricht für das Neue und das gelingt einem leicht und ohne Risiken – also tut man es. Häufiger aber spielen sich in der Psyche nach solchen Einsichten regelrechte Pro- und Kontra-Kämpfe ab. Für das Alte spricht dann immer, dass man es mitsamt den Folgen kennt. Gegen das Neue spricht, dass man nicht weiß, wie es ausgeht. Bei solchen innerpsychischen Ambivalenzen und Turbulenzen braucht es in der Psyche dann eine Instanz, die entscheidet. Psychologen nennen diese Instanz das »Selbst« oder das »Ich«. Auch wenn Psychologen sich schwer tun, genau zu beschreiben, was es mit dieser Instanz in der Psyche eines Menschen eigentlich auf sich hat, kennt das doch jeder. Manche Handlungen, die einem zwar richtig erscheinen, gegen die man sich jedoch sträubt, brauchen als Geburtshilfe eine Entscheidung: Jetzt wird es gemacht! Oder: Nein, es wird nicht gemacht!

## Sowohl-als-auch statt Entweder-oder

Wir wollen hier am Ende unseres Buches nicht ein neues Problem erzeugen, indem wir ein sehr ungesundes Entweder-oder einführen: Entweder du änderst dich oder nicht. Das blockiert. Heilsamer für Psyche, Körper und soziale Welt ist fast immer ein Sowohl-als-auch. Wie kann sich das äußern? In der Akzeptanz von Fort- und Rückschritten. Darin, dass man sich einen kleinen Teil an Veränderung vornimmt, aber nicht gleich das Ganze. Dass man z.B. eine kleine Bitte äußert, aber nicht den großen Wunsch, dass man sich einmal eine Stunde Auszeit aus dem großen »Fürsorgeprogramm für andere« nimmt und nicht gleich ganze Tage oder Wochen. Oder dass man in einer Partnerschaft aus einer bestimmten Rolle, nicht aber aus der ganzen Beziehung aussteigt: sowohl »Trennung« (von der Rolle) wie auch »Bleiben« (in der Partnerschaft).

**ÜBUNG**

## Eine Entscheidung treffen

An dieser Stelle endet die Wirkungskraft der Experten. Jeder trifft seine eigene Entscheidung, weil man im Grunde gar nicht »nicht« entscheiden kann. Lässt man alles beim Alten, ist das eine Entscheidung für das Alte; macht man was Neues, ist es eine Entscheidung für eine Veränderung. Schwankt man weiter hin und her und entscheidet nichts, dann hat man sich dafür entschieden, sich nicht zu entscheiden. Auch das ist eine Entscheidung. Dann entscheiden oft andere.

- Wie sieht es bei Ihnen aus? Entscheiden Sie sich für eine Veränderung und nehmen die damit verbundenen Konsequenzen in Kauf (ob vorhersehbar oder nicht)? Wenn ja, wird Ihnen diese Entscheidung selbst Kraft für Ihr Handeln geben.
- Aber auch wenn Sie sich bewusst entscheiden, eine Veränderung nicht oder jetzt noch nicht zu vollziehen, ist das eine Entscheidung, die sehr kraftvoll wirken kann. Sie beendet auf jeden Fall den kraftraubenden labilen Zustand des »Ja-aber«.
- Auch wenn Sie jetzt beschließen, die Entscheidung eine bestimmte Zeit zu vertagen, kann Ihnen das Kraft und Ruhe bringen. Ihre Kräfte und Energien können dann für etwas anderes frei werden.

Wenn Sie eine Entscheidung getroffen haben – wie auch immer sie lautet –, empfiehlt es sich, das auch Mitmenschen mitzuteilen, damit diese nicht im Dunkeln tappen.

Möglicherweise wollen oder sollten Sie Ihre Entscheidungen nicht im stillen Kämmerlein treffen, sondern Ihre Familie oder Ihren Partner einbeziehen, Sie können z. B. eine Paar- oder Familienrunde »anberaumen«, bei der jeder sich äußert: Soll es beim Alten bleiben? Soll das Hin und Her fortgesetzt werden? Soll etwas Neues gewagt werden? Dabei geht es meistens darum, sich zuerst der alten Gewohnheiten rund um das psychosomatische Symptom herum bewusst zu werden, um dann zu Entscheidungen zu gelangen, die etwas verändern.

## Das Prinzip der kleinen Schritte

**Martin:** »So konsequent ich war, als es darum ging, mich trotz oder wegen meines Herzrasens zu bewegen und mich angstbesetzten Situationen zu stellen, so unsicher und zögerlich war ich bei der Umsetzung anderer Beschlüsse. Mit meinem Vorsatz, immer meine Meinung zu sagen – egal wann und zu wem – hatte ich mich total übernommen! Mit diesem Riesenvorsatz im Rücken fiel ich sofort wieder in alte Verhaltensweisen zurück und glaubte dann, alles sei umsonst gewesen. Manchmal saß ich dann wieder ängstlich auf dem Sofa – wie in meinen ›besten Zeiten‹! In solchen Momenten halfen mir Ermunterungen und Bestätigungen von anderen!«

## Veränderung ist nicht nur Sache eines Einzelnen

Weil das Paar »Psyche und Soma« in der sozialen Welt lebt, diese mitprägt und von ihr geprägt wird, können und müssen etliche der anstehenden Veränderungen auf der Ebene der sozialen Welt stattfinden. Zwar entscheiden und handeln auch hier im Grunde immer Einzelpersonen. Die Veränderung von Systemregeln oder von »Kranken- und Gesundenrollen«, wie wir sie auf S. 165 vorgestellt haben, liegt aber nicht in der Hand eines Einzelnen. Das hat niemand allein in der Hand. Soll eine Veränderung von Dauer sein, müssen alle daran mitwirken, ob gern oder ungern, freiwillig oder gezwungen, bewusst oder unbewusst. Egal, wer anfängt. Hier seien einige Regeln genannt, deren Einführung in die soziale Welt üblicherweise heilsame Auswirkungen haben, wenn man danach handelt.

Tipp

### Regeln für ein heilsames Miteinander

- Man kann und muss dem Kranken nicht von den Augen ablesen, was er will oder braucht.
- Das Leid des Kranken wird nicht geringer, wenn andere auch leiden.
- Ein Sowohl-als-auch ist besser als ein Entweder-oder.
- Man kann die Krankenrolle und die Gesundenrolle gelegentlich tauschen oder neu aufteilen.
- Man kann miteinander verbunden sein, auch wenn man sich abgrenzt. Und man kann sich abgrenzen, auch wenn man verbunden ist.
- Die Suche nach einem Schuldigen führt zu Anklagen und Schuldgefühlen. Die Suche nach Lösungen zu Lösungen.
- Was vergangen ist, kann man nicht ändern. Man kann aber sehen und anerkennen, für wen was schlimm war.
- Rückfälle in altes Verhalten sind Vorfälle zum Lernen.

# Welche Änderungsprozesse hat Bettina durchlaufen?

**Bettina:** »Für mich war es zuerst wichtig zu begreifen, dass Martin trotz seiner Symptome körperlich nicht krank ist und das auch mit entsprechendem Wissen belegt bekommen zu haben. Ich habe eingesehen, wie sehr ich ihn geschont und – ehrlich gesagt – darin am Ende gar nicht mehr ernst genommen habe! Es war mühsam zu erkennen, dass ich ihn genau dadurch, dass ich ihn wie einen hilflosen Kranken behandelte, kränker machte! Und wie sehr ich dabei meine eigenen Gefühle, Wünsche und Erwartungen hinten angestellt und mich in der Rolle der Gesunden so auch gut versteckt habe. Manchmal habe ich mich in der Rolle der ›Helferin‹ recht wohl und moralisch erhaben gefühlt.

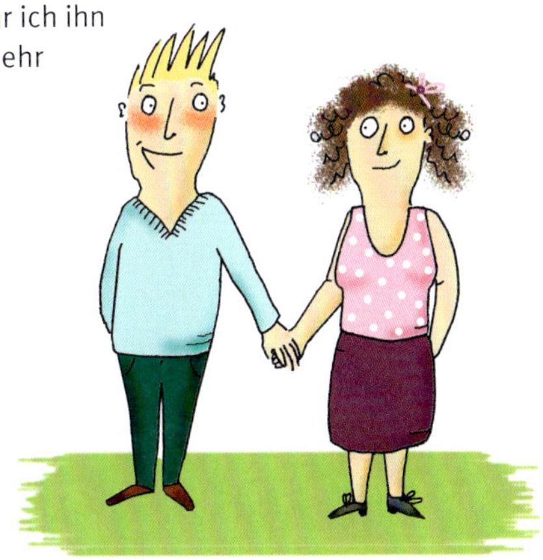

## Wir fragen jetzt direkt, was der andere erwartet, statt herumzurätseln

Eine neu erworbene Gewohnheit hat mir sehr geholfen: Martin wieder und wieder zu fragen, was er von mir erwartet. Eigentlich ja eine banale Frage. Ich hatte sie aber in meiner ›Krankenversorger-Rolle‹ nicht mehr gestellt. Und dann seine Antwort auch ernst zu nehmen! So brauchte ich nicht mehr herumrätseln, was er wohl ›eigentlich‹ meint oder was ihm gut tue. Ich beschloss einfach, keine Schuldgefühle mehr zu haben. Ich entdeckte, dass ich ein Leben ohne Martin habe und er eines ohne mich und dass das unserer Beziehung nichts wegnimmt. Im Gegenteil. Je mehr Fortschritte Martin machte, desto weniger wollte er mich als Krankenschwester haben.

Manchmal fällt es mir allerdings auch heute noch schwer, ihn wirklich »loszulassen« und unabhängig davon, was er sagt und tut, meine Verantwortung für mich als Frau zu übernehmen. Es war oft leichter, einem Wochenende, das wir alle wegen seiner Beschwerden zu Hause verbrachten, nachzutrauern und ihn oder der Krankheit oder dem Schicksal dafür die Verantwortung zu geben, als alleine oder ohne Martin mit den Kindern zusammen etwas zu unternehmen! Wir haben beide gelernt, ein Stück unabhängiger voneinander zu werden und unsere eigenen Stärken zu finden. Deshalb war meine Einbeziehung in die Therapie nicht nur für Martin, sondern auch für mich eine wertvolle Erfahrung!

### Ich kam dahinter, warum mir die ›Gesundenrolle‹ so gut gefiel

Für mich persönlich war die wichtigste Erkenntnis die, dass ich absolute Mitspielerin in der Krankenrolle von Martin war. Ja noch mehr: dass ich ihn unbewusst in dieser Rolle und mich in der Gesundenrolle gehalten habe, um mich nicht mit anderen Themen von mir und von unserer Beziehung beschäftigen zu müssen. Ich hatte von meiner Mutter gelernt, auf Männer zu achten und mich nach ihnen zu richten. Das war mir als ›Bettina die Gesunde‹ mit Blick auf ›Martin den Kranken‹ nicht bewusst. Ich lerne erst schrittweise, was es heißt, sich als Frau selbst zu vertreten. Nachdem unsere Kinder größer sind, habe ich mich z. B. entschieden, wieder arbeiten zu gehen. Das hat Martin zuerst ganz und gar nicht gefallen. Ich bin aber standhaft geblieben. Diese Entwicklung hat mich Martin entgegen meinen ursprünglichen Befürchtungen näher gebracht – so in Richtung ›Mann und Frau‹ statt ›Kranker und Gesunde‹.«

## Schlusswort

So war es bei Martin und Bettina. Und so war es bei Nora, bei Doris und Fabian und bei Oliver. So ähnlich könnte es auch bei anderen sein. Es könnte bei anderen aber auch ganz anders laufen. Tatsächlich gibt es so viele Veränderungsprozesse, wie es Menschen, Paare und Familiensysteme gibt. Dennoch gibt es aber selbstverständlich viele Parallelen oder Ähnlichkeiten, deshalb haben wir und die vier Betroffenen und ihre Partner Ihnen bis hierher ja alles so detailliert geschildert. Wie und ob Sie das neue Wissen, die Erkenntnisse und möglicherweise auch schon Erfahrungen, die Sie anhand der Übungen machen konnten, nun umsetzen und anwenden, lassen wir nun getrost in Ihrer Hand. Dort ist es gewiss gut aufgehoben.

# Danksagung

Unser Dank gilt zuallererst einer unermüdlichen Stütze im Hintergrund. Über ihre Kraft, zu motivieren und zu loben, sowie über ihre Botengänge haben wir uns ebenso gefreut wie wir ihre schonungslos-hilfreiche Kritik gelegentlich verflucht haben: Ingrid Jäger sei hiermit herzlich gedankt. Susanne von Pein hat mit ihren kreativen Anregungen und ihrer Diskussionsbereitschaft zur Klarheit und Verständlichkeit einiger Kapitel beigetragen und den emotionalen und zeitlichen Freiraum für ein konzentriertes Arbeiten ermöglicht. Ihr sei ebenso gedankt wie Florian, Moritz und Sarah für ihre Geduld, mit der sie durch Zurückstellung eigener Interessen zur Erstellung des Textes beitrugen.

Wir wissen auch den Beitrag zu würdigen, den die Psychosomatische Fachklinik Bad Dürkheim bei der Entwicklung dieses Buches unter der damaligen Leitung von Dr. N. Mark sowie die Allgemeine Hospitalgesellschaft (AHG) dadurch erbracht haben, dass sie durch die Gestaltung der Rahmenbedingungen unseres Arbeitsplatzes die Erprobung dieses Ansatzes sowie die Arbeit an diesem Buch ermöglicht haben. Von den Kollegen, deren therapeutische Kreativität uns in dieser Zeit beflügelt hatte, sei vor allem Jochen Weidhaas mit seinem Trainingsprogramm für Patienten mit funktionellen Störungen erwähnt. Geschwindigkeit und Ausdauer in den Niederschriften der verschiedenen Textentwürfe von Frau Wismann, Frau Bohrmann, Frau Nied und Frau Rohr ermöglichten uns die Herstellung des Buches.

Wesentlich zur Straffung und zur leserfreundlichen Darstellung des Textes hat die hervorragende Lektoratsarbeit von Frau Anne Bleick im Auftrag des TRIAS Verlages beigetragen.

## Bücher zum Weiterlesen

Bauer J. Das Gedächtnis des Körpers. Wie Beziehungen und Lebensstile unsere Gene steuern. München: Piper; 2004

Bischoff C, Traue H. Ratgeber Kopfschmerz. Göttingen: Hogrefe; 2005

Enders G. Darm mit Charme. Alles über ein unterschätzter Organ. Berlin: Ullstein; 2014

Kaluza G. Gelassen und sicher im Stress. Das Stresskompetenz-Buch: Stress erkennen, verstehen, bewältigen. Berlin: Springer; 2014

Liesner F. Mein Beckenbodenbuch. Mehr Kraft, erfüllte Sexualität, beweglicher Rücken. Stuttgart: TRIAS; 3. Aufl. 2018

Rauh E, Rief W. Ratgeber Somatoforme Beschwerden und Krankheitsängste. Göttingen: Hogrefe; 2006

Roediger E. Raus aus den Lebensfallen! Das Schematherapie-Patientenbuch. Paderborn: Junfermann; 2010

Soeder S, Dorey G. Ganz Mann! Ganz fit – das Training für mehr Potenz und Kontinenz. Stuttgart: TRIAS; 2. Aufl. 2022

Storch M, Cantieni B, Hüther G, Tschacher W. Embodiment: Die Wechselwirkung von Körper und Psyche verstehen und nutzen. Bern: Huber; 2007

# Sachverzeichnis

# Impressum

**Bibliografische Information der Deutschen Nationalbibliothek**
Die Deutsche Nationalbibliothek verzeichnet diese Publikation in der Deutschen Nationalbibliografie; detaillierte bibliografische Daten sind im Internet über http://dnb.d-nb.de abrufbar.

Programmplanung: Celestina Filbrandt
Redaktion: Anne Bleick
Bildredaktion: Christoph Frick, Nadja Giesbrecht

Umschlaggestaltung und Layout:
CYCLUS · Visuelle Kommunikation, Stuttgart

Bildnachweis:
Covermotiv und Bild S. 3: © Prostock-studio/stock.adobe.com – edited by Thieme.
Autorenfotos: © privat

Zeichnungen: Daniela Sonntag
Grafiken S. 43, 50, 59, 65, 88: Christine Lackner

7. Auflage 2024


TRIAS Verlag in Georg Thieme Verlag KG
Rüdigerstraße 14, 70469 Stuttgart, Germany
www.trias-verlag.de


Printed in Germany

Satz: Fotosatz Buck, 84036 Kumhausen
Gesetzt in: InDesign CS3
Druck: AZ Druck und Datentechnik GmbH, Kempten

Gedruckt auf chlorfrei gebleichtem Papier

ISBN 978-3-432-11855-0 1 2 3 4 5 6

Auch erhältlich als E-Book:
eISBN (ePub) 978-3-432-11856-7

**Wichtiger Hinweis:**
Wie jede Wissenschaft ist die Medizin ständigen Entwicklungen unterworfen. Forschung und klinische Erfahrung erweitern unsere Erkenntnisse. Ganz besonders gilt das für die Behandlung und die medikamentöse Therapie. Bei allen in diesem Werk erwähnten Dosierungen oder Applikationen, bei Rezepten und Übungsanleitungen, bei Empfehlungen und Tipps dürfen Sie darauf vertrauen: Autoren, Herausgeber und Verlag haben große Sorgfalt darauf verwandt, dass diese Angaben dem Wissensstand bei Fertigstellung des Werkes entsprechen. Rezepte werden gekocht und ausprobiert. Übungen und Übungsreihen haben sich in der Praxis erfolgreich bewährt.

Eine Garantie kann jedoch nicht übernommen werden. Eine Haftung des Autors, des Verlags oder seiner Beauftragten für Personen-, Sach- oder Vermögensschäden ist ausgeschlossen.

Geschützte Warennamen (Warenzeichen®) werden nicht besonders kenntlich gemacht. Aus dem Fehlen eines solchen Hinweises kann also nicht geschlossen werden, dass es sich um einen freien Warennamen handelt.



FSC
www.fsc.org
MIX
Papier | Fördert gute Waldnutzung
FSC® C008457

TRIAS, einer der führenden Ratgeberverlage im Bereich Gesundheit, gehört zur Thieme Gruppe, marktführender Anbieter medizinischer Fachinformationen und Services. Anspruch der Thieme Gruppe ist es, den im Gesundheitswesen tätigen Berufsgruppen sowie allen an Gesundheit Interessierten genau die Informationen und Angebote bereitzustellen, die sie in einer bestimmten Arbeitssituation oder Lebensphase benötigen. Durch die hohe Qualität und zielgruppenspezifische Relevanz der angebotenen Leistungen bereitet Thieme den Weg für eine bessere Medizin und mehr Gesundheit im Leben.

Thieme